DE KRACHT VAN
REGELMATIGE
LICHAAMSBEWEGING

Hoe fysieke activiteit verhoogt

Uw algehele gezondheid

Dokter Eva De Haan

BEDANKT DAT U ONS GEKOZEN HEBT.

We waarderen uw vriendelijke steun en we hopen dat u er iets aan hebt .

Als je dit boek leuk vindt, is het geweldig om <u>een recensie achter te laten op Amazon</u> . Het betekent veel voor ons.

GENIET VAN ONZE DIENSTEN.

Uitgegeven door Harmony House Publishers.

Inhoudsopgave

INVOERING

Het potentieel van lichaamsbeweging ontketenen

Ben je ooit verbaasd geweest over de opmerkelijke veranderingen die mensen ervaren als ze met een regelmatig trainingsregime beginnen? Misschien heb je iemand zien afvallen, sterker zien worden of een aanstekelijke energie zien uitstralen die diep van binnen leek te komen. Oefening kan niet alleen ons lichaam transformeren, maar ook ons algehele welzijn, het is bijna wonderbaarlijk.

Stel je een scenario voor waarin je toegang zou kunnen krijgen tot deze revolutionaire kracht. Stel je een wereld voor waarin regelmatige lichaamsbeweging je meer energie, sterkere spieren, een betere cardiovasculaire gezondheid en een verbeterd mentaal welzijn kan opleveren. Je hebt toegang tot deze planeet.

Laat me je een verhaal vertellen om de toon te zetten voor ons avontuur samen. Maak kennis met Sarah, een opgewekte vrouw die vocht tegen lage energie, grillige stemmingen en een algemeen gevoel van ongeluk in haar leven. Ze ontdekte dat ze in de val was getrapt van een zittende levensstijl en de hele dag nauwelijks uit haar computerstoel kwam.

Sarah besloot op een dag de leiding te nemen over haar gezondheid en welzijn. Ze begon frequente lichaamsbeweging in haar schema op te nemen, te beginnen met eenvoudige acties zoals naar een yogales in de buurt gaan en stevige wandelingen maken tijdens haar lunchpauze. In de loop van de tijd deed zich een opmerkelijke gebeurtenis voor. Een nieuw gevoel van kracht begon door Sarah's aderen te stromen. Haar energieniveau nam dramatisch toe, haar humeur verbeterde en ze kreeg nieuwe mentale en fysieke kracht.

Er zijn ontelbare voorbeelden van hoe lichaamsbeweging levens kan veranderen, en het verhaal van Sarah is er slechts één van. Het beïnvloedt elk deel van wie we zijn en beïnvloedt veranderingen die niet alleen fysiek zijn. Onze cardiovasculaire gezondheid, het uiterlijk van onze spieren, onze flexibiliteit en balans, en zelfs onze cognitieve functie kunnen allemaal drastisch worden verbeterd door te oefenen. De voordelen zijn gewoon geweldig.

In dit boek bestuderen we de wetenschap van lichaamsbeweging en alle verschillende manieren waarop het je gezondheid kan verbeteren. We zullen de technieken leren om het potentieel van uw lichaam te maximaliseren, van cardiovasculaire conditie tot het ontwikkelen van kracht, flexibiliteit en balans. Maar het gaat verder dan dat. We zullen ook enig licht werpen op hoe belangrijk lichaamsbeweging is voor het omgaan met stress, het verbeteren van de stemming en het behouden van de geestelijke gezondheid.

U zult ontdekken hoe u uw trainingsregime kunt personaliseren, moeilijkheden kunt overwinnen en consistentie kunt behouden met nuttige begeleiding, deskundige inzichten en uitvoerbare technieken. We praten over typische problemen en geven tips om hulp te krijgen en verantwoordelijkheid te nemen. Samen ontdekken we het transformationele potentieel van lichaamsbeweging en geven we je de tools die je nodig hebt om een gezonder, gelukkiger en bevredigender leven te leiden.

Ben je dan bereid om aan deze reis te beginnen? Laten we het potentieel van lichaamsbeweging maximaliseren en een wereld van kansen openen voor uw fysieke en emotionele welzijn. Bereid je voor om versteld te staan terwijl je leert over "De kracht van regelmatige lichaamsbeweging: hoe fysieke activiteit je algehele gezondheid verbetert."

De transformerende impact van lichaamsbeweging op ons lichaam en onze geest
Regelmatige lichaamsbeweging verandert ons lichaam en onze geest en opent een

wereld van voordelen die veel verder gaan dan fysieke gezondheid. Ons lichaam reageert op verbazingwekkende manieren op fysieke activiteit en ondergaat gunstige veranderingen die ons algemeen welzijn verbeteren.

Fysiek bouwt lichaamsbeweging spieren op, versterkt het hart en vergroot het uithoudingsvermogen. Ons vermogen om dagelijkse klusjes met gemak en energie aan te kunnen, neemt toe naarmate we veerkrachtiger worden. Ons lichaam wordt sterker, energieker en beter in staat om de stress van het dagelijks leven aan te kunnen.

Maar lichaamsbeweging heeft voordelen die verder gaan dan het fysieke. Onze hersenen geven tijdens lichamelijke inspanning endorfine af, ook wel bekend als de "feel-good" hormonen. Onze stemming wordt verbeterd door deze endorfines, die ook spanning verminderen en gevoelens van welzijn en geluk vergroten. Lichaamsbeweging wordt een krachtig instrument om depressie en angst te bestrijden en biedt een eenvoudige en effectieve techniek om onze geestelijke gezondheid te verbeteren.

Bovendien verbetert lichaamsbeweging de cognitieve functie door ons te helpen ons beter te concentreren, dingen beter te onthouden en creatiever te zijn. Het verbetert neurale verbindingen en stimuleert de ontwikkeling van nieuwe neuronen, wat ons vermogen tot denken, leren en probleemoplossing verbetert. Regelmatige lichaamsbeweging wordt in verband gebracht met meer mentale helderheid, verhoogde productiviteit en een hoger niveau van mentale alertheid.

Oefening heeft een diepgaand transformerend effect op ons leven dat verder gaat dan de fysieke en mentale sfeer. Ons zelfvertrouwen neemt toe als we zien hoeveel sterker ons lichaam aan het worden is. We krijgen een gunstiger beeld van onszelf en een hernieuwd gevoel van zelfvertrouwen. Als gevolg hiervan ontwikkelen we meer veerkracht en zijn we beter in staat om uitdagingen aan te gaan en obstakels te overwinnen.

Bovendien bevordert lichaamsbeweging de gemeenschap en sociale interactie. We kunnen mensen ontmoeten die onze passie voor gezondheid en welzijn delen door deel te nemen aan teamsporten, deel te nemen aan groepsactiviteiten of door ons aan te melden voor fitnessprogramma's. Deze sociale banden bieden hulp, inspiratie en een gevoel van gemeenschap, waardoor een dieper gevoel van voldoening en betekenis ontstaat.

In wezen kan fysieke activiteit onze fysieke en mentale gezondheid verbeteren, evenals onze algemene kwaliteit van leven. Het opent de deur naar een leven dat energieker, krachtiger en tevredener is. Door de transformerende effecten van lichaamsbeweging te accepteren, openen we een wereld van kansen en zetten we onszelf op weg naar gezondheid, geluk en zelfontdekking op de lange termijn.

Een persoonlijk verhaal:

Obstakels overwinnen door de kracht van regelmatige lichaamsbeweging
Laat me een persoonlijke ervaring met u delen die een voorbeeld is van de positieve effecten van consistente lichaamsbeweging. Maak kennis met Mark, een man van middelbare leeftijd die

in zijn leven gevoelens van gebrek aan energie, zelftwijfel en ongeluk ervoer. Hij voelde zich gevangen in een neerwaartse spiraal en besefte dat er iets moest gebeuren.

Mark besloot met een sprankje hoop regelmatige lichaamsbeweging in zijn dagelijkse regime op te nemen. In het begin was het moeilijk. Hij stuitte op fysieke obstakels en twijfelde aan zijn doorzettingsvermogen. Toch zette Mark door, gedreven door een verlangen naar een beter leven.

Er gebeurde iets verbazingwekkends zodra hij begon te bewegen. Mark begon zich sterker en levendiger te voelen dan voorheen. Hij voelde zijn lichaam sterker worden en zijn energieniveau steeg met elke sessie. Maar meer dan de fysieke veranderingen was hij verbaasd over de verbetering van zijn mentale en emotionele gezondheid.

Mark ontdekte dat hij door regelmatig naar de sportschool te gaan, kon ontsnappen aan de stress en druk van het dagelijks leven. Zijn geest was opgewekt, zijn geest was helder en hij voelde zich beter terwijl hij oefende. Oefening ontwikkelde zich tot zijn vorm van therapie, waardoor hij onderdrukte gevoelens kon loslaten, angst kon verminderen en troost kon vinden in het ritme van beweging.

Mark ervoer ook een hernieuwd gevoel van zelfvertrouwen dankzij de effectiviteit van regelmatige lichaamsbeweging. Zijn zelfvertrouwen groeide naarmate hij obstakels overwon en kleine mijlpalen bereikte. Hij begon zichzelf als sterk en capabel te beschouwen, niet beperkt door zijn tegenslagen in het verleden.

Buiten het persoonlijke leven van Mark had lichaamsbeweging een transformerende impact. Zijn hernieuwde energie en optimistische kijk begonnen zich naar andere aspecten van zijn leven te verspreiden. Hij verbeterde zijn werkoutput, relatiebetrokkenheid en openheid voor nieuwe opties. De ooit onoverkomelijke uitdagingen bleken nu springplanken te zijn voor groei en persoonlijke ontwikkeling.

De ervaring van Mark dient als een krachtige herinnering dat regelmatige lichaamsbeweging meer is dan alleen het in stand houden van de lichamelijke gezondheid; het is ook een middel om zelfbewustzijn, veerkracht en transformatie te bevorderen. We kunnen uitdagingen overwinnen, beperkingen overwinnen en ons volledige potentieel realiseren door de kracht van regelmatige lichaamsbeweging te omarmen.

Houd dus het motiverende verhaal van Mark in gedachten wanneer je worstelt met lichamelijke problemen, op zoek bent naar mentale stabiliteit of een gevoel van doelgerichtheid verlangt dat opnieuw is aangewakkerd. Gebruik de kracht van consistente lichaamsbeweging en kijk hoe het empowerment, persoonlijke groei en een leven leidt dat je stoutste verwachtingen te boven gaat.

HOOFDSTUK 1

DE WETENSCHAP ACHTER LICHAAMSBEWEGING: HOE HET UW WELZIJN VERBETERT

Volgens wetenschappers verbetert lichaamsbeweging je algemene welzijn door een verrassende verscheidenheid aan processen. Naast de voor de hand liggende fysieke veranderingen, veroorzaakt lichaamsbeweging een reeks heilzame fysiologische reacties in uw lichaam en geest.

Je hart pompt meer zuurstofrijk bloed naar je spieren terwijl je traint omdat je hartslag versnelt. Uw cardiovasculaire conditie neemt toe dankzij deze procedure, die ook de effectiviteit van uw hartspier versterkt en verhoogt. Regelmatige lichaamsbeweging in de loop van de tijd kan de bloeddruk verlagen, uw hartslag in rust verlagen en uw kans op het ontwikkelen van cardiovasculaire problemen verkleinen.

Lichaamsbeweging is essentieel voor het beheersen van uw metabolisme en lichaamsgewicht. Calorieverbranding is een sleutelfactor bij gewichtsbeheersing en het voorkomen van overgewicht. Je metabolisme wordt gestimuleerd, wat resulteert in een effectiever energieverbruik en kan helpen bij pogingen om gewicht te verliezen. Bovendien bevordert lichaamsbeweging het behoud van magere spiermassa, wat essentieel is voor het behoud van een gezonde lichaamssamenstelling.

Naast de fysieke voordelen heeft lichaamsbeweging een aanzienlijke invloed op uw mentale en emotionele gezondheid. Endorfines, neurotransmitters in de hersenen die bekend staan als "feel-good" hormonen, worden gestimuleerd om vrij te komen. Deze endorfines wekken emoties van vreugde op, verminderen stress en verminderen angst- en depressieve symptomen. Regelmatige lichaamsbeweging kan een positieve invloed hebben op uw humeur, gevoel van eigenwaarde en mentale helderheid, en werkt als een natuurlijk antidepressivum.

Lichaamsbeweging is gekoppeld aan een betere gezondheid van de hersenen en cognitieve prestaties. Een verhoogde bloedtoevoer naar de hersenen, die zuurstof en voedingsstoffen aanvoert die de groei van neuronen ondersteunen en de cognitieve functie verbeteren, is het resultaat van fysieke activiteit. Studies hebben aangetoond dat regelmatige lichaamsbeweging de cognitieve functie in het algemeen kan verbeteren, inclusief het geheugen en de aandachtsspanne. Zelfs het risico op neurodegeneratieve ziekten zoals de ziekte van Alzheimer en dementie kan hierdoor worden verlaagd.

Bovendien stimuleert fysieke activiteit de afgifte van verschillende neurotransmitters en groeifactoren in de hersenen, waaronder van de hersenen afgeleide neurotrofe factor (BDNF). Deze verbindingen stimuleren de groei van nieuwe neuronen en versterken hersenverbindingen, die leren, probleemoplossend vermogen en mentale weerbaarheid bevorderen.

Oefening heeft voordelen die verder gaan dan de onmiddellijke fysiologische impact. Regelmatige lichaamsbeweging kan de kwaliteit van uw slaap verbeteren, uw immuunsysteem versterken en uw algehele kracht en productiviteit verhogen. Bovendien kan het je een gevoel van prestatie, discipline en persoonlijk plezier geven, die je allemaal helpen positief te denken en je over het algemeen beter te voelen.

We zijn beter in staat om fysieke activiteit in ons leven op te nemen door weloverwogen beslissingen te nemen als we de wetenschap achter lichaamsbeweging begrijpen. We kunnen ons welzijn maximaliseren, een gezonder leven leiden en het volledige potentieel van onze fysieke en mentale vermogens benutten door gebruik te maken van de enorme impact die lichaamsbeweging heeft op ons lichaam en onze hersenen. Dus laten we de voordelen van lichaamsbeweging omarmen die de wetenschap heeft bewezen en beginnen op weg naar een gezonder, gelukkiger en tevredener leven.

Inzicht in de fysiologische veranderingen die optreden tijdens inspanning

Je lichaam ondergaat verschillende verbazingwekkende fysiologische veranderingen terwijl je aan het trainen bent. Deze aanpassingen zijn essentieel voor het verbeteren van de algemene gezondheid, het verbeteren van de conditie en het maximaliseren van de prestaties.

Laten we eens kijken naar de belangrijkste fysiologische veranderingen veroorzaakt door inspanning:

1. Uw hartslag neemt toe naarmate u begint met trainen om de toegenomen vraag naar zuurstof en voedingsstoffen voor uw werkende spieren bij te houden. Deze snellere hartslag maakt het gemakkelijker om zuurstofrijk bloed toe te dienen en afvalstoffen effectief te verwijderen.

2. **Verbeterd cardiorespiratoir systeem:** regelmatige lichaamsbeweging maakt uw cardiovasculaire en respiratoire systemen effectiever. Je hartspier wordt sterker, waardoor de hoeveelheid bloed die hij met elke slag kan rondpompen toeneemt. Als gevolg hiervan neemt het

slagvolume toe, waardoor uw hart bij elke samentrekking meer zuurstofrijk bloed naar uw spieren kan pompen. Oefening helpt ook om de ademhalingsspieren op te bouwen, wat de longcapaciteit en zuurstofopname verbetert.

3. **Betere bloedcirculatie:** Oefening stimuleert angiogenese, het proces van het creëren van nieuwe bloedvaten. Dit bredere netwerk van bloedvaten verbetert de bloedtoevoer naar uw spieren, organen en weefsels, waardoor de toevoer van voedingsstoffen en de afvoer van afvalstoffen wordt vergemakkelijkt. Verbeterde bloedsomloop helpt ook bij het beheersen van de lichaamstemperatuur tijdens het sporten.

4. **Spieraanpassingen:** Uw spieren ondergaan verschillende aanpassingen als gevolg van regelmatige lichaamsbeweging. Naarmate uw spieren zich aanpassen aan de toenemende spanning tijdens weerstandstraining, worden ze sterker en strakker. Je spieren kunnen zuurstof effectiever gebruiken en aanhoudende activiteit behouden dankzij uithoudingsactiviteiten die hun oxidatieve capaciteit vergroten. Kracht, uithoudingsvermogen en algemene spierprestaties worden allemaal verbeterd als gevolg van deze aanpassingen.

5. **Verhoogd zuurstofverbruik:** terwijl u traint, gebruikt uw lichaam meer zuurstof om de benodigde hoeveelheid energie te produceren.

Uw ademhalingssnelheid en -diepte nemen toe als reactie, waardoor u meer zuurstof kunt inademen en meer koolstofdioxide kunt uitademen. Je spieren worden gevoed door deze verhoogde zuurstofbehoefte, waardoor ook de energieproductie toeneemt.

6. **Verhoogd metabolisme:** Oefening versnelt uw metabolisme, wat uw energieverbruik verhoogt. Tijdens het sporten en in rust wordt uw lichaam effectiever in het verbranden van calorieën. Het behouden van een gezond lichaamsgewicht en helpen bij het afvallen zijn beide mogelijk met regelmatige lichaamsbeweging.

7. Endorfines, die verantwoordelijk zijn voor het "feel-good" gevoel en pijnverlichting, komen onder andere vrij als gevolg van

lichaamsbeweging. Groeihormoon, dat helpt bij spiergroei en -herstel, wordt ook gestimuleerd tijdens het sporten. Oefening kan ook helpen bij het reguleren van de hormonen die de stofwisseling, honger en stressreactie beïnvloeden.

Als u deze fysiologische veranderingen begrijpt die optreden tijdens het sporten, kunt u de diepgaande effecten begrijpen die lichaamsbeweging op uw lichaam heeft. Door regelmatig te sporten, kunt u uw cardiovasculaire gezondheid, spierkracht en uithoudingsvermogen, zuurstofverbruik en metabolisme in het algemeen verbeteren. Deze aanpassingen helpen om het energieniveau, de conditie en het algehele welzijn van lichaam en geest te verbeteren. Dus trek je schoenen aan, kom in beweging en ontketen de ongelooflijke fysiologische voordelen van lichaamsbeweging in je lichaam.

Onthulling van de voordelen van lichaamsbeweging voor de fysieke en mentale gezondheid

Regelmatig sporten is een krachtig instrument dat een schat aan voordelen heeft voor je fysieke en emotionele welzijn. Lichaamsbeweging heeft een zeer gunstige invloed op uw gezondheid, of u er nu voor kiest om het krachtig (zoals hardlopen of gewichtheffen) of matig (zoals stevig wandelen) te doen. Laten we eens kijken naar de indrukwekkende voordelen van lichaamsbeweging:

1. Fysieke gezondheid:

- **Verhoogde cardiovasculaire conditie:** Oefening maakt uw hart sterker, verhoogt de effectiviteit ervan en verlaagt uw risico op hartaandoeningen. Het bevordert een gezonder cardiovasculair systeem door de bloedcirculatie te verbeteren en de bloeddruk te verlagen.

- **Gewichtsbeheersing:** Door calorieën te verbranden en droge spiermassa op te bouwen, helpt regelmatige lichaamsbeweging om een gezond lichaamsgewicht te behouden. Zowel gewichtstoename als vetverlies worden erdoor voorkomen.

- Kracht en uithoudingsvermogen in de spieren worden vergroot door oefening, die ook de spieren verstevigt. Blessurepreventie en gewrichtsgezondheid worden ondersteund door sterke spieren.

- **Botdichtheid verhoogd:** Gewichtdragende activiteiten zoals wandelen en gewichtheffen stimuleren de botgroei en verhogen de botdichtheid, wat het risico op osteoporose verlaagt.

- Oefening verbetert de flexibiliteit, het evenwicht en de coördinatie, wat in het algemeen een grotere fysieke functie bevordert en de kans op ongelukken en verwondingen verkleint.

2. Geestelijk welzijn:

- **Verbetering van de stemming:** Endorfines, de natuurlijke 'feel-good'-chemicaliën van de hersenen, komen vrij tijdens het sporten en helpen de stemming te verbeteren, stressniveaus te verlagen en de symptomen van angst en melancholic te verminderen.
- **Verhoogde energie en vitaliteit:** regelmatige lichaamsbeweging

verbetert uw algemene vitaliteit, bestrijdt vermoeidheid en verhoogt uw energieniveau, waardoor u zich energieker en alerter voelt.

- **Verbeterde cognitieve functie:** Oefening verbetert de cognitieve functie, zoals geheugen, aandacht en probleemoplossende vaardigheden, door neuroplasticiteit te stimuleren , de bloedtoevoer naar de hersenen te vergroten en de gezondheid van de hersenen te ondersteunen.

- **Stressvermindering:** Deelnemen aan lichamelijke activiteit zal u helpen spanning los te laten en uw vermogen om met obstakels in het dagelijks leven om te gaan, te verbeteren.

- **Verbeterd gevoel van eigenwaarde en lichaamsbeeld:** regelmatige lichaamsbeweging kan een goed zelfbeeld ontwikkelen door het gevoel van eigenwaarde, het lichaamsbeeld en het zelfvertrouwen te vergroten.

3. In het algemeen:

- **hogere slaap:** Lichaamsbeweging stimuleert een hogere slaapkwaliteit, waardoor het gemakkelijker wordt om in slaap te vallen en voor langere tijd in slaap te blijven.
- Een actieve levensstijl is gekoppeld aan een langere levensduur en een lager risico op het ontwikkelen van chronische ziekten.
- **Verbeterde immuunfunctie:** Regelmatige lichaamsbeweging helpt om de immuunfunctie op te bouwen, wat de kans op veelvoorkomende ziekten verkleint en de algemene gezondheid verbetert.

U kunt een overvloed aan voordelen voor uw lichamelijke en geestelijke gezondheid oogsten door lichaamsbeweging in uw regime op te nemen. Het katalyseert een goede transformatie, ondersteunt het algehele welzijn en maakt het leven gelukkiger en gezonder. Dus trek je hardloopschoenen aan, zoek naar dingen die je graag doet en omarm de geweldige dingen die lichaamsbeweging kan doen voor je geest, lichaam en algemene kwaliteit van leven.

HOOFDSTUK 2

CARDIOVASCULAIRE CONDITIE: VERSTERKING VAN UW HART EN BLOEDSOMLOOP

Cardiovasculaire fitheid, ook wel aerobe conditie of cardiovasculair uithoudingsvermogen genoemd, is het vermogen van uw hart, longen en bloedsomloop om uw spieren effectief van zuurstofrijk bloed te voorzien wanneer u lichamelijk actief bent. Het is een essentieel onderdeel van de algemene conditie en helpt het cardiovasculaire systeem in goede conditie te houden. De waarde van cardiovasculaire fitheid en hoe het uw hart en bloedsomloop ondersteunt, zal worden besproken.

1. **Hartkracht:** Cardiovasculaire oefeningen versterken regelmatig uw hartspier, waardoor de bloedpompefficiëntie verbetert. Hardlopen, fietsen en zwemmen zijn voorbeelden van activiteiten die uw hartslag verhogen. Terwijl je deze sporten beoefent, reageert je hart door krachtiger te worden. Met meer kracht kan het bij elke slag meer bloed rondpompen, waardoor de hartslag in rust wordt verlaagd en de bloedsomloop wordt verbeterd, zowel in rust als tijdens fysieke activiteit.

2. **Verbeterde doorbloeding:** Cardiovasculaire oefeningen verbeteren de doorbloeding van uw

lichaam. Het zorgt ervoor dat de bloedvaten opzwellen, waardoor uw werkende spieren beter zuurstof en voedingsstoffen kunnen opnemen. De verbeterde spierprestaties en het verminderde risico op vermoeidheid zijn beide een gevolg van de verhoogde doorbloeding, waardoor ook de afvoer van afvalstoffen uit je spieren, zoals koolstofdioxide, verbetert.

3. **Bloeddruk:** Regelmatige cardiovasculaire oefeningen kunnen de bloeddruk helpen verlagen. De weerstand van de bloedstroom wordt verminderd door fysieke activiteit omdat het ervoor zorgt dat de bloedvaten uitzetten en flexibeler worden. Als gevolg hiervan wordt er minder druk uitgeoefend op de arteriële wanden, wat zowel de

systolische (het bovenste getal) als de diastolische bloeddruk verlaagt. De belasting van het hart wordt verminderd door een verlaagde bloeddruk, wat ook het risico op hart- en vaatziekten verlaagt.

4. **Verbeterd uithoudingsvermogen:** door uw cardiovasculaire conditie te verbeteren, kunt u gedurende langere tijd aan lichaamsbeweging doen zonder moe te worden. Regelmatige aërobe oefening verbetert de effectiviteit van uw ademhalingssysteem, het vermogen van uw bloed om zuurstof af te geven en het vermogen van uw lichaam om zuurstof te gebruiken. Dankzij deze aanpassingen kunt u uw dagelijkse werkzaamheden uitvoeren en meer inspannende fysieke activiteiten ondernemen met

meer gemak en uithoudingsvermogen.

5. **Verminderde kans op cardiovasculaire aandoeningen:** Cardiovasculaire aandoeningen zoals coronaire hartziekte, hartaanvallen en beroertes zijn gekoppeld aan een lagere kans op ontwikkeling wanneer regelmatige lichaamsbeweging wordt gedaan. Het stimuleert ideale bloedlipidenprofielen, vermindert de ophoping van arteriële plaque en helpt bij het handhaven van een gezond cholesterolgehalte. Regelmatige lichaamsbeweging kan ook het risico op diabetes type 2, een belangrijke risicofactor voor hartaandoeningen, verminderen door de bloedsuikerspiegel te reguleren en de insulinegevoeligheid te verbeteren.

Oefeningen die uw hart en bloedsomloop verbeteren, moeten aerobics omvatten. Streef naar 75 minuten sterke aerobe training, 150 minuten matige aerobe training of een combinatie van beide per week. Kies activiteiten die u leuk zult vinden om uw cardiovasculaire trainingen aangenamer en duurzamer te maken. Door uw cardiovasculaire conditie te verbeteren, kunt u een gezonder hart behouden, de bloedsomloop verbeteren en genieten van tal van voordelen die samenhangen met een robuust en effectief cardiovasculair systeem.

Onderzoek naar de rol van aerobe oefeningen bij het verbeteren van de cardiovasculaire gezondheid

Door een effectieve zuurstofverdeling door het hele lichaam te ondersteunen, het hart en de longen te versterken en aërobe activiteit uit te oefenen, kan de cardiovasculaire gezondheid aanzienlijk worden verbeterd. Deze activiteiten, ook wel cardio of cardiovasculaire activiteiten genoemd, verhogen je hartslag en versnellen je ademhaling, wat verschillende positieve effecten heeft op je cardiovasculaire systeem. Laten we eens kijken hoe aërobe oefening specifiek de cardiovasculaire gezondheid verbetert:

1. Oefeningen die de hartspieren uitdagen en opbouwen, staan bekend als aerobics. Je hart moet harder werken om zuurstofrijk bloed naar je werkende spieren te pompen terwijl je activiteiten uitvoert zoals stevig wandelen, joggen, fietsen of dansen. Door regelmatige cardiovasculaire oefeningen kan de hartspier zich in

de loop van de tijd aanpassen en versterken. Lagere hartslag in rust en verbeterde hartfunctie zijn beide effecten van een sterker vermogen van het hart om bloed effectiever rond te pompen .

2. **Verbetering van de longfunctie:** door de capaciteit van uw longen te vergroten, verbeteren aërobe oefeningen ook de longfunctie. Wanneer u zich bezighoudt met aerobics, wordt uw ademhaling dieper en sneller, wat de efficiëntie van uw ademhalingsspieren ontwikkelt en verhoogt. Een betere zuurstofopname en kooldioxide - uitdrijving worden mogelijk gemaakt door deze verbeterde longfuncties, die de zuurstofvoorziening van uw spieren en organen optimaliseren.

3. **Verbeterde bloedcirculatie:**
Regelmatige aërobe oefening
verhoogt de bloedstroom door het
lichaam. Cardio-oefeningen zorgen
ervoor dat de bloedvaten verwijden,
waardoor de bloedtoevoer naar de
spieren en organen toeneemt. Door
de verhoogde circulatie krijgen de
weefsels sneller zuurstof en
voedingsstoffen, waardoor
afvalstoffen zoals kooldioxide ook
efficiënter worden afgevoerd. Een
verbeterde bloedcirculatie verlaagt
ook de kans op het ontwikkelen van
hart- en vaatziekten en ondersteunt
een juiste bloeddruk.

4. **Verlaging van het
cholesterolgehalte:** Het is
aangetoond dat aerobe training de
niveaus van high-density lipoprotein
(HDL) of "goed" cholesterol

verhoogt. Low-density lipoprotein (LDL), of "slechte" cholesterol, wordt met behulp van HDL-cholesterol uit de bloedbaan verwijderd. Aërobe training helpt het HDL-cholesterol te verbeteren en het LDL-cholesterol te verlagen, wat resulteert in een gezonder lipidenprofiel en een lager risico op hartaandoeningen.

5. Gewichtsbeheersing en controle van de lichaamssamenstelling kunnen worden bereikt met regelmatige aerobe oefeningen. Door calorieën te verbranden, kunnen deze activiteiten helpen bij gewichtsverlies en gewichtsbehoud. Omdat overgewicht het hart extra belast en het risico op het ontwikkelen van hartaandoeningen en andere aandoeningen verhoogt, is het

handhaven van een gezond lichaamsgewicht van cruciaal belang voor de cardiovasculaire gezondheid.

6. **Risicovermindering voor chronische ziekten:** Aërobe oefening is in verband gebracht met een verminderd risico op verschillende chronische ziekten. Cardiovasculaire oefening helpt regelmatig het risico op ziekten zoals coronaire hartziekte, beroerte, diabetes type 2 en verschillende vormen van kanker te verlagen. Oefeningen die de cardiovasculaire gezondheid verbeteren, verbeteren ook de insulinegevoeligheid, de regulering van de bloedsuikerspiegel en de metabole gezondheid in het algemeen.

Streef naar ten minste 150 minuten matige intensiteit aërobe activiteit of 75 minuten krachtige intensiteit aërobe activiteit per week om de vruchten te plukken van aerobe oefeningen voor de cardiovasculaire gezondheid. Kies activiteiten die je graag doet om een routine interessant en duurzaam te houden. Vraag altijd medisch advies voordat u aan een nieuw trainingsregime begint, vooral als u onderliggende gezondheidsproblemen heeft. U kunt uw cardiovasculaire gezondheid verbeteren, uw uithoudingsvermogen vergroten en profiteren van de vele fysieke en psychologische voordelen van een actieve en gezonde levensstijl door aërobe activiteiten in uw routine op te nemen.

Effectieve strategieën om het uithoudingsvermogen te vergroten en de hartfunctie te verbeteren

Belangrijke doelstellingen voor diegenen die hun cardiovasculaire conditie willen verbeteren, zijn onder meer het vergroten van het uithoudingsvermogen en het verbeteren van de gezondheid van het hart. U kunt uw uithoudingsvermogen verbeteren en een gezond hart stimuleren door effectieve tactieken in de praktijk te brengen. Hier zijn enkele tactieken om rekening mee te houden:

1. **Geleidelijke progressie:** begin met het geleidelijk verlengen en intensiveren van uw oefeningen. Hierdoor kan uw lichaam zich aanpassen en geleidelijk aan zijn uithoudingsvermogen vergroten. Naarmate uw conditie verbetert,

begint u met kortere oefeningen op een comfortabel niveau en verhoogt u geleidelijk de tijd of intensiteit.

2. Oefeningen die uw bloedsomloop testen en uw hartslag verhogen, worden cardiovasculaire oefeningen genoemd. Hardlopen, fietsen, zwemmen of het gebruik van cardio-apparaten zoals de elliptische trainer of roeimachine zijn enkele voorbeelden van deze trainingen. Stel een wekelijks doel in van 75 minuten intensieve aerobe activiteit of 150 minuten matige aerobe training.

3. Overweeg om intervaltraining in uw routines te gebruiken. Dit houdt in dat je heen en weer schakelt tussen intensieve trainingen en actieve recuperatie. U kunt bijvoorbeeld 30 seconden sprinten, gevolgd door een

minuut wandelen of joggen, en dan het proces herhalen. Door zowel het aerobe als het anaerobe uithoudingsvermogen te verbeteren via intervaltraining, kun je jezelf tot het uiterste drijven en je cardiovasculaire conditie verbeteren.

4. Door een reeks cardiovasculaire oefeningen te doen, kunt u verschillende spiergroepen aanspreken en uw lichaam verschillende uitdagingen aandoen. Naast het voorkomen van verveling, verhoogt crosstraining het algehele uithoudingsvermogen en verlaagt het de kans op overbelastingsblessures. Om afwisseling aan uw routines toe te voegen, inclusief activiteiten zoals zwemmen, fietsen, dansen of groepsfitnessprogramma's.

5. Oefeningen voor krachttraining moeten regelmatig in uw regime worden opgenomen. U kunt de juiste vorm en uithoudingsvermogen behouden tijdens cardiovasculaire oefeningen door uw spieren te versterken, die uw gewrichten ondersteunen en beschermen. Streef naar twee tot drie sessies krachttraining per week, met de nadruk op de belangrijkste spiergroepen.

6. **Frequentie en consistentie:** Frequentie is belangrijk voor het vergroten van het uithoudingsvermogen. Streef ernaar om minimaal drie tot vijf keer per week cardiovasculaire activiteiten te doen. Regelmaat stelt uw lichaam in staat zich in de loop van de tijd aan

te passen en te ontwikkelen terwijl het een solide aerobe basis legt.

7. Zorg voor een uitgebalanceerd dieet dat je de energie en voeding geeft die je nodig hebt voor je oefeningen. Drink voldoende water. Een gezond dieet helpt bij het uithoudingsvermogen en de algehele prestaties. Drink bovendien veel water voor, tijdens en na het sporten om de gezondheid van het hart te verbeteren en uitdroging te voorkomen, wat het uithoudingsvermogen kan verminderen.

8. **Rust en herstel:** Geef uw lichaam tussen de oefeningen voldoende tijd om te genezen. Rustdagen zijn essentieel voor zowel algemene als spierregeneratie. Om overtraining en burn-out te voorkomen, moet u

aandacht besteden aan uw lichaam en de hoeveelheid tijd of intensiteit die u aan lichaamsbeweging besteedt, indien nodig aanpassen.

Voordat u met een nieuw trainingsregime begint, moet u er rekening mee houden dat u met een medisch expert of getrainde fitnesstrainer moet praten, vooral als u onderliggende medische problemen heeft. U kunt uw uithoudingsvermogen vergroten, de hartfunctie verbeteren en uw cardiovasculaire fitnessdoelen bereiken door deze tactieken regelmatig te gebruiken.

HOOFDSTUK 3

KRACHT OPBOUWEN: SPIEREN VORMEN EN PRESTATIES VERBETEREN

Krachttraining is een cruciaal onderdeel om in het algemeen fysiek fit te blijven en kan een grote invloed hebben op hoe goed je spieren groeien en presteren. Er zijn efficiënte methoden om u te helpen uw spieren vorm te geven en uw prestaties te verbeteren, of het nu uw doel is om uw kracht voor sportinspanningen te vergroten of gewoon om uw lichaamsbouw te verbeteren. Laten we enkele essentiële methoden bekijken om uw kracht te vergroten:

1. **Weerstandstraining:** voeg weerstandstraining toe aan uw dagelijkse trainingsregime. U kunt dit doen door weerstand toe te passen via losse gewichten, fitnessapparaten, weerstandsbanden of zelfs uw lichaamsgewicht. Concentreer u op samengestelde bewegingen zoals squats, deadlifts , bankdrukken en pull-ups die tegelijkertijd voor veel spiergroepen werken. Hefgewichten of weerstand moeten geleidelijk worden verhoogd om uw spieren te laten gissen en krachttoename aan te moedigen.

2. Breng het idee van geleidelijke overbelasting in de praktijk tijdens je trainingen. De eisen die aan uw spieren worden gesteld, zullen daardoor geleidelijk toenemen. Door het gewicht, de herhalingen, sets of

intensiteit van uw oefeningen te verhogen, kunt u dit bereiken. Je spieren passen zich aan en worden sterker om de hogere eisen aan te kunnen wanneer je ze regelmatig uitdaagt.

3. Besteed aandacht aan een goede vorm en techniek bij het uitvoeren van krachttrainingsactiviteiten. Door dit te doen, kunt u erop vertrouwen dat u de gewenste spiergroepen efficiënt aanpakt en tegelijkertijd uw kans op schade verkleint. Overweeg om samen te werken met een professionele personal trainer die je kan begeleiden en kritiek kan geven als je niet zeker weet wat de juiste vorm is.

4. **Oefeningsvariatie:** Voeg een reeks oefeningen toe om aan verschillende spiergroepen te werken en plateauing

te voorkomen . Door je trainingen voortdurend af te wisselen, test je je spieren op nieuwe manieren en stimuleer je extra spiergroei. Overweeg om oefeningen op te nemen voor de benen, borst, rug, schouders, armen en kern, evenals voor alle grote spiergroepen.

5. **Voldoende rust en herstel:** geef uw spieren tussen de sessies voldoende tijd om te genezen. Spiervezels raken beschadigd tijdens krachttraining en worden hersteld en sterker gemaakt tijdens herstel. Streef naar minimaal 48 uur tussen trainingen die gericht zijn op dezelfde spiergroep. Geef prioriteit aan voldoende slaap, goed eten en gehydrateerd blijven op rustdagen om te helpen bij spiergroei en herstel.

6. Zorg voor een uitgebalanceerd dieet dat de voedingsstoffen bevat die nodig zijn voor spiergroei en - herstel. Eet voldoende eiwitten om de aanmaak van nieuw spierweefsel te ondersteunen. Uw maaltijden moeten een verscheidenheid aan fruit, groenten, voedzame granen en magere eiwitbronnen bevatten. Blijf gehydrateerd om uw algemene prestaties en spierfunctie te maximaliseren.

7. **Consistentie en doorzettingsvermogen:** Het kost tijd en consistentie om kracht te ontwikkelen. Streef naar twee tot drie trainingen per week en neem krachttraining op in uw normale trainingsprogramma. Behoud uw toewijding aan uw trainingen en accepteer het idee van een langzame,

gestage ontwikkeling. Kracht verkrijgen vereist doorzettingsvermogen en consistente inspanning.

8. **Houd uw voortgang bij:** houd uw voortgang bij tijdens krachttraining om uw vorderingen bij te houden en gemotiveerd te blijven. Houd een dagboek bij van uw trainingen, inclusief de gewichten en herhalingen, en evalueer af en toe uw kracht door uw maximum van één herhaling te meten of door andere technieken te gebruiken.

Voordat u aan een nieuw trainingsprogramma begint, moet u altijd advies inwinnen bij een arts of getrainde fitnesstrainer, vooral als u onderliggende medische problemen heeft. U kunt uw spieren vormgeven, uw prestaties verbeteren en profiteren van de voordelen van meer kracht en functionele fitheid door deze technieken in uw praktijk te implementeren.

Ontdek het belang van krachttraining voor de algehele fitheid

Een cruciaal onderdeel van totale fitheid is krachttraining, die vaak een aanvulling vormt op cardiovasculaire oefeningen. Hoewel cardio-oefeningen verschillende voordelen hebben voor de cardiovasculaire gezondheid, heeft krachttraining bepaalde voordelen die het een waardevol onderdeel maken van een goed afgerond fitnessregime. U kunt verschillende voordelen halen uit krachttraining die verder gaat dan alleen het toevoegen van spieren aan uw lichaam. Laten we eens kijken waarom krachttraining cruciaal is voor algemene fitheid:

1. Krachttraining omvat weerstandsoefeningen die gericht zijn op bepaalde spierdelen, waardoor ze sterker worden. Dit resulteert in een toename van spierkracht en uithoudingsvermogen. Oefeningen die geleidelijk de weerstand of het gewicht verhogen, verbeteren de groei en aanpassing van spiervezels. Dit verhoogt de spierkracht en het uithoudingsvermogen, waardoor het voor u gemakkelijker wordt om dagelijkse klusjes uit te voeren en uw kans op het ontwikkelen van spieronevenwichtigheden of spierzwakte wordt verkleind.

2. Krachttraining heeft een gunstig effect op je stofwisseling, waardoor deze toeneemt. Krachttraining verbetert de droge spiermassa, waardoor je meer calorieën verbrandt, zelfs als je in rust bent. Een hogere stofwisseling kan u helpen een gezond gewicht te behouden en vetverlies te stimuleren, wat voordelig kan zijn voor uw doelstellingen op het gebied van gewichtsbeheersing en lichaamssamenstelling.

3. Krachttraining is essentieel voor het behouden en verbeteren van de botdichtheid. Het helpt ook blessures te voorkomen. Je botten ervaren stress door gewichtdragende oefeningen zoals gewichtheffen of het gebruik van weerstandsmachines, wat hen aanmoedigt om sterker en

dichter te worden. Voor degenen die vatbaar zijn voor osteoporose of leeftijdsgerelateerd botverlies, is dit vooral van cruciaal belang. Sterkere botten bevorderen de algehele gezondheid van de botten en verminderen de incidentie van fracturen.

4. Het versterken van de spieren rond uw gewrichten helpt de gewrichtsstabiliteit te vergroten en verlaagt de kans op blessures, wat de gewrichtsfunctie verbetert. Krachttraining activiteiten stimuleren de groei van bindweefsels die uw gewrichten ondersteunen tijdens beweging, zoals pezen en ligamenten. Dit is vooral voordelig voor mensen die gewrichtsproblemen hebben of herstellen van een ongeluk.

5. **Dagelijkse activiteiten en functionele fitheid:** Krachttraining verbetert de functionele fitheid, wat het vermogen is om dagelijkse taken comfortabel en effectief uit te voeren. U zult het eenvoudiger vinden om goederen op te tillen en te dragen, trappen te beklimmen, huishoudelijke taken uit te voeren en deel te nemen aan vrijetijdsactiviteiten naarmate uw algemene spierkracht toeneemt. Dit resulteert in een verbeterde kwaliteit van leven en meer onafhankelijkheid bij dagelijkse activiteiten.

6. Krachttraining is een cruciaal onderdeel van het verbeteren van atletische prestaties, ongeacht de sport of activiteit die u beoefent. Kracht, snelheid, behendigheid en algemene fysieke prestaties worden

allemaal verbeterd. U kunt uw prestaties bij sport, vrijetijdsbesteding en zelfs bij het bereiken van uw fitnessdoelen, zoals sneller rennen of hoger springen, verbeteren door aan kracht te winnen.

7. Krachttrainingsactiviteiten zijn gericht op bepaalde spieren die belangrijk zijn voor het behouden van een goede houding en een correcte lichaamshouding. Dit verbetert de lichaamsmechanica en houding. Uw houding zal verbeteren, uw risico op rugpijn verminderen en uw algemene lichaamsmechanica verbeteren. Dit wordt mogelijk gemaakt door de spieren in je kern, rug en heupen te versterken. Betere stabiliteit en balans zijn andere voordelen.

8. **Mentaal en emotioneel welzijn:** regelmatig krachttraining kan uw mentale en emotionele gezondheid verbeteren. Endorfines, die natuurlijke stemmingsboosters zijn, komen vrij tijdens het sporten, vooral krachttraining. Het kan de tekenen van angst, wanhoop en stress verminderen , een gelukkiger perspectief en meer mentaal welzijn stimuleren.

Krachttraining hoeft niet te resulteren in een ophoping of een bodybuilder worden die u kunt opnemen in uw fitnessregime. Het heeft tot doel uw algemene gezondheid, functionaliteit en fitheid te verbeteren. Voordat u aan een nieuw trainingsprogramma begint, moet u er rekening mee houden dat u met een gediplomeerde personal trainer of zorgverlener moet praten, vooral als u onderliggende medische problemen heeft. U kunt genieten van de rijkdom aan voordelen die krachttraining biedt voor uw algemene conditie en uw kwaliteit van leven verbeteren door het te omarmen.

Effectieve technieken en oefeningen voor het opbouwen en versterken van spieren

Weerstandsoefeningen en efficiënte methoden die gericht zijn op bepaalde spiergroepen worden gecombineerd om spieren op te bouwen en te versterken. U kunt de spiergroei vergroten en een beter gevormde lichaamsbouw krijgen door deze methoden in uw trainingsregime te combineren. Deze efficiënte methoden en oefeningen voor het ontwikkelen en versterken van spieren staan hieronder vermeld:

1. Oefeningen met meerdere gewrichten die tegelijkertijd verschillende spiergroepen trainen, worden samengestelde oefeningen genoemd. Deze trainingen zijn zeer nuttig bij het vergroten van de spiermassa en algemene kracht. Squats, deadlifts , bankdrukken, overheaddrukken en pull-ups zijn enkele voorbeelden. Samengestelde oefeningen stellen u in staat om in één actie voor meerdere spiergroepen te werken, wat een effectieve spiergroei bevordert.

2. **Progressieve overbelasting:** Een belangrijk onderdeel van spieropbouw is progressieve overbelasting. Het houdt in dat u uw

spieren in de loop van de tijd geleidelijk meer belast. Door het gewicht, herhalingen, sets of intensiteit van je oefeningen te verhogen, kun je een progressieve overbelasting creëren. Je spieren passen zich aan en worden sterker als je ze constant ontberingen doorstaat.

3. **Isolatieoefeningen:**
Isolatieoefeningen zijn gericht op bepaalde spiergroepen, zodat u zich kunt concentreren op het opbouwen en versterken van die delen van uw lichaam. Biceps-krullen, triceps extensions, lateral raises en calf raises zijn enkele voorbeelden. Het gebruik van isolatieoefeningen in uw regime kan u helpen de juiste spieren te definiëren en vorm te geven,

waardoor u een strak en evenwichtig uiterlijk krijgt.

4. High-Intensity Interval Training (HIIT) is een soort oefening die snelle uitbarstingen van krachtige activiteit afwisselt met rustintervallen. Dit soort oefeningen bevordert vetverlies en spieruithoudingsvermogen. Lichaamsgewichtbewegingen zoals burpees , hurksprongen en bergbeklimmers worden vaak gebruikt bij HIIT-trainingen. U kunt uw metabolisme verhogen, calorieën verbranden en uw spieren versterken door HIIT in uw programma op te nemen.

5. **Circuittraining:** Bij circuittraining worden meerdere oefeningen achter elkaar uitgevoerd met weinig rust tussendoor . Het werkt een

verscheidenheid aan spiergroepen terwijl het een hoge hartslag handhaaft, wat zowel cardiovasculaire als krachtvoordelen heeft. Door een selectie van weerstandstrainingen te kiezen en aerobe oefeningen toe te voegen, zoals jumping jacks of touwtjespringen, kun je je circuit ontwerpen.

6. **Dropsets en supersets:** In een superset worden twee oefeningen voor verschillende spiergroepen achter elkaar gedaan zonder pauze. Bijvoorbeeld een back row-oefening toevoegen aan een chest press. Door de spanning en stress op uw spieren te vergroten, stimuleert deze aanpak spierontwikkeling en spierversteviging. Dropsets houden in dat je een oefenset doorwerkt

totdat je faalt, waarna je snel het gewicht verlaagt en de set voltooit. Deze methode helpt bij het uitputten van de spieren en het bevorderen van extra spiergroei.

7. **Geest-spierverbinding:** Effectieve spiergroei en spierversteviging vereisen een sterke geest-spierverbinding. Het houdt in dat je je concentreert op de specifieke spier die wordt getraind en die spier opzettelijk gebruikt tijdens de oefening. Deze methode verbetert de rekrutering en activering van spieren, wat superieure resultaten oplevert.

8. Herstel en juiste voeding zijn essentieel voor spiergroei en versteviging, evenals voldoende rust en hersteltijd. Zorg ervoor dat uw dieet goed uitgebalanceerd is en voldoende hoeveelheden eiwitten,

koolhydraten en gezonde vetten bevat om spiergroei en -herstel te ondersteunen. De genezing en groei van spieren zijn afhankelijk van voldoende rust en slaap

Voordat u aan een nieuw trainingsprogramma begint, moet u er rekening mee houden dat u met een gediplomeerde personal trainer of zorgverlener moet praten, vooral als u onderliggende medische problemen heeft. U kunt uw spieren met succes versterken en versterken door deze methoden en oefeningen in uw programma te gebruiken, waardoor u het lichaam en de kracht krijgt die u wilt.

HOOFDSTUK 4

FLEXIBILITEIT EN BALANS: HET POTENTIEEL VAN UW LICHAAM ONTSLUITEN

Hoewel het soms verwaarloosde componenten van fitness zijn, zijn flexibiliteit en balans cruciaal voor de algemene gezondheid en het welzijn. Verhoogde mobiliteit wordt mogelijk gemaakt door verhoogde flexibiliteit, terwijl het risico op vallen en ongevallen wordt verkleind door een verbeterd evenwicht. U kunt verschillende voordelen behalen en uw fysieke prestaties verbeteren door gebruik te maken van de flexibiliteit en balans van uw lichaam.

Laten we eens kijken naar het belang van balans en flexibiliteit en praktische methoden leren om het potentieel van uw lichaam te maximaliseren:

1. De voordelen van flexibiliteit

- **Verhoogd bewegingsbereik:** Flexibiliteitsoefeningen helpen uw gewrichten vrijer te bewegen, waardoor u gemakkelijker kunt bewegen en taken kunt uitvoeren.

- **Blessurepreventie:** Flexibele gewrichten en spieren lopen minder snel blessures op. Verhoogde flexibiliteit vermindert het risico op verwondingen zoals gewrichtsverstuikingen, spierspanningen en andere veelvoorkomende aandoeningen.

- **Verbeteringen in houding en uitlijning:** Flexibiliteitsoefeningen helpen om een goede houding en uitlijning te behouden, wat het risico op spieronevenwichtigheden en houdingsproblemen verlaagt.

- Rekoefeningen verbeteren de bloedtoevoer naar de spieren, helpen bij hun herstel na zware inspanning en stimuleren ontspanning.

2. **Strategieën om de flexibiliteit te vergroten:**

- **Statisch strekken:** Concentreer u op het voelen van een zachte rek zonder pijn terwijl u een rek gedurende 15 tot 30 seconden vasthoudt voor een bepaalde spier of spiergroep. Rekt elk twee of drie keer uit?

- Dynamisch rekken houdt in het maken van langzame, herhaalde bewegingen die het bewegingsbereik geleidelijk vergroten. Beenzwaaien, armcirkels en lopende lunges zijn enkele voorbeelden.

- Rek-, balans- en krachtoefeningen worden gebruikt in yoga en pilates om de flexibiliteit, houding en het algehele lichaamsbewustzijn te verbeteren .

- Schuimrollen: Oefen druk uit op gespannen spieren met een schuimroller om spanning te verlichten en de flexibiliteit te vergroten.

3. De voordelen van balans:

- **Valpreventie:** Een goede balans helpt ons om vallen te voorkomen, vooral als we ouder worden. Het ondersteunt de stabiliteit tijdens reguliere activiteiten en atletische inspanningen.

- **Functionele beweging:** Activiteiten zoals lopen op oneffen oppervlakken of trappen oplopen vragen om stabiliteit en coördinatie, die beide worden ondersteund door balans.

- Evenwichtsoefeningen trainen de kernspieren, verbeteren de stabiliteit en de totale kernkracht.

4. **Methoden voor het verhogen van de balans**

- **Oefeningen op één been:** Probeer oefeningen waarbij u op slechts één been moet balanceren, zoals squats met één been, deadlifts met één been of staan met uw ogen dicht.

- Yoga en Tai Chi omvatten beide vloeiende bewegingen en balanshoudingen die de coördinatie, lichaamscontrole en balans verbeteren.

- **Evenwichtsbordcn cn uitrusting voor stabiliteitstraining** : Gebruik balansborden, stabiliteitsballen of wiebelkussens om uw evenwicht te testen en de stabiliteit te vergroten.

- Oefeningen voor proprioceptie Het vermogen van uw lichaam om zijn locatie en beweging in de ruimte waar te nemen, staat bekend als proprioceptie . Proprioceptie kan worden verbeterd door oefeningen zoals op schuimkussens staan of oefeningen doen terwijl u uw ogen sluit.

U kunt het potentieel van uw lichaam maximaliseren en verschillende voordelen behalen door flexibiliteits- en evenwichtsoefeningen in uw trainingsregime op te nemen. Om schade te voorkomen, moet u altijd opwarmen voordat u gaat rekken en beginnen met langzame, gematigde bewegingen. Verhoog in de loop van de tijd geleidelijk de moeilijkheidsgraad en de lengte van uw trainingen. Houd in gedachten om aandacht te besteden aan uw lichaam en te stoppen als u pijn of ongemak voelt. Oefeningen voor flexibiliteit en balans moeten minstens twee tot drie keer per week in uw routine worden opgenomen, omdat consistentie belangrijk is. Geniet van het proces van het ontdekken van nieuwe niveaus van flexibiliteit en stabiliteit terwijl je het potentieel van je lichaam ontgrendelt.

Het belang van flexibiliteits- en evenwichtsoefeningen omarmen

Het begrijpen van de waarde van flexibiliteit en balanstraining is een levensveranderende reis die uw fysieke prestaties kan verbeteren, uw risico op blessures kan verminderen en uw algemeen welzijn kan verbeteren. U kunt verschillende voordelen behalen en het volledige potentieel van uw lichaam realiseren door deze oefeningen in uw fitnessregime op te nemen. Laten we eens kijken waarom het doen van evenwichts- en flexibiliteitsoefeningen zo belangrijk is:

1. Verbetering van fysieke prestaties

- Groter bewegingsbereik: Flexibiliteitstrainingen maken uw spieren en gewrichten flexibeler, waardoor uw bewegingsbereik wordt vergroot. Dit kan verbeteren hoe goed u presteert bij een verscheidenheid aan fysieke activiteiten, waaronder sport, dans en zelfs dagelijkse banen.

- **Soepele en efficiënte beweging:** Grotere flexibiliteit en balans resulteren in vloeiendere en effectievere bewegingspatronen.

Hierdoor kunt u nauwkeuriger en sierlijker werken en tegelijkertijd uw atletische prestaties verbeteren.

2. Bezuinigen op letselrisico:

- Het versterken van de spieren rond uw gewrichten door middel van balansoefeningen verhoogt de stabiliteit van de gewrichten en verkleint de kans op verstuikingen en verrekkingen.

- **Verbeterde lichaamsbeheersing:** door gerichte trainingen kun je je balans en coördinatie verbeteren en controle houden over je bewegingen, wat het risico op vallen en andere ongevallen verkleint.

3. Stimuleer algemeen welzijn:

- **spanningsvermindering** : Evenwichts- en flexibiliteitsactiviteiten, zoals yoga of tai chi, omvatten ademhalingsoefeningen en bewuste bewegingen die spanning kunnen verminderen, ontspanning kunnen stimuleren en de geestelijke gezondheid kunnen verbeteren.

- Een betere houding en uitlijning worden mogelijk gemaakt door deze oefeningen, die ook helpen om spieronevenwichtigheden en de druk op de structuren van uw lichaam te verminderen.

- Oefeningen voor flexibiliteit en balans helpen om de verbinding tussen geest en lichaam te verbeteren, wat een beter begrip van het potentieel van uw lichaam bevordert en uw niveau van algemeen lichaamsbewustzijn verhoogt.

4. Houd uw gewrichten gezond:

- **Gewrichtssmering:** door de aanmaak van gewrichtsvloeistof aan te moedigen, die de gewrichten smeert en wrijving vermindert, helpen flexibiliteitsoefeningen de gezondheid van de gewrichten te behouden .

- **Vertraagde leeftijdsgerelateerde achteruitgang:** Regelmatige flexibiliteits- en evenwichtsoefeningen kunnen stijfheid helpen voorkomen en de mobiliteit verbeteren naarmate u ouder wordt door leeftijdsgerelateerde verliezen in gewrichtsflexibiliteit uit te stellen.

5. Een holistische strategie voor fitness

- Krachttraining, aerobe trainingen en andere vormen van lichaamsbeweging moeten allemaal worden gecombineerd met flexibiliteits- en balansoefeningen om een goed afgerond fitnessregime te creëren dat alle facetten van fysieke fitheid aanpakt.

- **Oefeningen voor flexibiliteit en evenwicht bevorderen bewuste beweging:** bewuste beweging stimuleert een nauwere verbinding tussen uw lichaam, geest en ademhaling.

U kunt het potentieel van uw lichaam ontketenen en een revolutionaire reis maken naar betere fysieke prestaties, minder blessures en een groter algemeen welzijn door het belang van flexibiliteit en evenwichtsoefeningen te beseffen. Rekoefeningen, yoga, tai chi of bepaalde op balans gerichte activiteiten zijn slechts enkele voorbeelden van de flexibiliteitsen evenwichtsoefeningen die u in uw regime kunt opnemen. Begin voorzichtig, let op je lichaam en voeg na verloop van tijd moeilijkere bewegingen toe. De substantiële voordelen die flexibiliteit en balans in je leven bieden, kun je ervaren door het proces te omarmen.

Mobiliteit verbeteren, blessures voorkomen en houding verbeteren

Het handhaven van een gezonde en actieve levensstijl vereist het bereiken van belangrijke doelen zoals het vergroten van de mobiliteit, het voorkomen van blessures en het verbeteren van de houding. Je kunt een stuk dichter bij het bereiken van deze doelen komen door bepaalde trainingen toe te voegen en bewuste oefeningen te ontwikkelen. Laten we eens kijken hoe het vergroten van de mobiliteit, het vermijden van ongevallen en het corrigeren van uw houding allemaal kunnen bijdragen aan uw welzijn:

1. Toenemende mobiliteit

- Een groter bewegingsbereik kan worden bereikt met regelmatige mobiliteitsoefeningen zoals stretchen en gewrichtsmobilisatie. Je kunt hierdoor makkelijker bewegen en taken met meer gemak uitvoeren.

- Het behouden en verbeteren van de mobiliteit helpt de gezondheid en functie van uw gewrichten te behouden en te verbeteren. Dit kan gewrichtsongemakken, stijfheid en de kans op het ontwikkelen van ziekten zoals artritis verminderen.

- **Functionele beweging:** grotere mobiliteit stelt u in staat om dagelijkse activiteiten sneller en met minder inspanning uit te voeren. Het ondersteunt bewegingen zoals buigen, reiken en draaien, wat uw algehele kwaliteit van leven verbetert.

2. Ongevallen vermijden:

- **Flexibiliteit en elasticiteit van de spieren:** Het hebben van flexibele spieren verlaagt het risico op spierscheuren en verrekkingen tijdens fysieke activiteit. Het stelt uw spieren in staat zich op een efficiënte manier aan te passen aan en te reageren op snelle bewegingen of richtingsveranderingen.

- **Gewrichtsstabiliteit:** door specifieke trainingen uit te voeren, kunt u de spieren rond uw gewrichten versterken en de stabiliteit verbeteren. Door meer ondersteuning en controle helpt dit veelvoorkomende verwondingen, waaronder verstuikingen en ontwrichtingen, te voorkomen.

- **Techniek en lichaamshouding:** Het gebruik van de juiste vorm en techniek bij verschillende activiteiten, zoals gewichtheffen of sporten , verkleint de kans op blessures veroorzaakt door slechte bewegingspatronen.

3. Houding optimaliseren

- **Uitlijning van de wervelkolom:** Door een goede houding aan te houden, blijft uw wervelkolom in de juiste positie, waardoor uw nek, schouders en rug minder worden belast. Het kan helpen bij het verminderen van ongemak en het voorkomen van langdurige houdingsproblemen.

- **Spiersymmetrie en uitlijning:** het corrigeren van spieronevenwichtigheden met activiteiten die de houding verbeteren, kan de spiersymmetrie en uitlijning verbeteren. Dit bevordert een betere houdingsondersteuning en verlaagt de kans op musculoskeletale problemen.

- **Positiviteit en aanwezigheid:** Een goede houding verbetert je algehele uitstraling en straalt zelfvertrouwen uit. Het kan een goed effect hebben op hoe je jezelf ziet en hoe anderen je zien.

Overweeg om de volgende oefeningen aan uw programma toe te voegen om de mobiliteit te vergroten, blessures te verminderen en de houding te verbeteren:

- Regelmatige flexibiliteits- en rekoefeningen helpen de spiersoepelheid en gewrichtsmobiliteit te vergroten.
- Oefeningen die de algemene stabiliteit verbeteren door middel van krachttraining concentreren zich op de spieren die uw gewrichten ondersteunen.
- Yoga, Pilates en tai chi zijn voorbeelden van bewuste bewegingsoefeningen die optimale uitlijning, lichaamsbewustzijn en houding benadrukken.
- Breng ergonomische wijzigingen aan in uw werkruimte en dagelijkse routine om een goede houding te ondersteunen.
- het nastreven van een gezonde, actieve levensstijl met een scala aan oefeningen waarbij gebruik wordt

gemaakt van verschillende spierregio's en looppatronen.

Houd er rekening mee dat u op uw lichaam moet letten, langzaam moet beginnen en advies moet inwinnen bij een arts of een gediplomeerde fitnessprofessional als u bepaalde aandoeningen of zorgen heeft. U kunt uw mobiliteit vergroten, blessures voorkomen en uw houding verbeteren met constante inspanning en een doordachte aanpak, waardoor uw algehele welzijn verbetert en u een actiever en pijnvrij leven kunt leiden.

HOOFDSTUK 5

THE MIND-BODY CONNECTION: OEFENING ALS KATALYSATOR VOOR MENTAAL WELZIJN

Onderzoek naar de grote invloed van lichaamsbeweging op de geestelijke gezondheid

Lichaamsbeweging werkt als een katalysator voor het stimuleren van de geestelijke gezondheid vanwege de sterke link tussen lichaam en geest. Regelmatige lichaamsbeweging heeft naast uw fysieke gezondheid ook een significant positief effect op uw mentale en emotionele gezondheid. Laten we eens kijken naar enkele van de verbazingwekkende manieren waarop lichaamsbeweging de geestelijke gezondheid verbetert:

1. Stemmingsverhoging

- **Endorfine-afgifte:** Endorfines, of 'feel-good'-hormonen, komen vrij als gevolg van lichaamsbeweging. Deze hersenchemicaliën dragen bij aan stemmingsverbetering, pijnvermindering en stressvermindering.
- **Verminderde stress en angst:** lichaamsbeweging vermindert de afgifte van stresshormonen en bevordert ontspanning, en werkt als een natuurlijke stressverlichter. Het kan angstsymptomen verlichten en een gevoel van rust geven.

- **Toename van serotonine en dopamine:** Serotonine en dopamine zijn neurotransmitters die verband houden met emoties van geluk, plezier en algemeen welzijn.

Lichaamsbeweging verbetert de productie en beschikbaarheid van deze neurotransmitters.

2. Stressvermindering:

- Lichaamsbeweging is een uitstekende manier om opgebouwde stress en angst kwijt te raken. Het stelt je in staat om beter met stress om te gaan door je aandacht en energie opnieuw te richten.
- **Verbeterde coping-mechanismen:** door je veerkracht te vergroten en je een gevoel van controle over moeilijke situaties te geven, kan regelmatige lichaamsbeweging je helpen om beter met stress om te gaan.
- **Verbeterd geheugen en mentale helderheid:** Oefening stimuleert een verhoogde bloedtoevoer naar de hersenen, wat zowel het geheugen en de mentale helderheid als de

cognitieve prestaties kan verbeteren. Een beter stressmanagement wordt hierdoor ondersteund.

3. Geestelijke gezondheidsproblemen:

- Het is aangetoond dat lichaamsbeweging nuttig is bij het verminderen van de tekenen en symptomen van depressie en angst. Het kan je humeur verbeteren, je zelfvertrouwen vergroten en je een gevoel van voldoening geven.
- Lichaamsbeweging kan worden gebruikt als aanvullende therapie voor problemen zoals verdriet, angst en zelfs aandachtstekortstoornis met hyperactiviteit (ADHD), en het is in verband gebracht met een lager risico op psychische stoornissen.

4. Lichaamsbeeld en eigenwaarde:

- **Lichaamsvertrouwen:** Regelmatig trainen en het bereiken van uw fitnessdoelen kan uw lichaamsbeeld verbeteren en uw zelfvertrouwen vergroten. Lichaamsbeweging bevordert het zelfvertrouwen, de zelfacceptatie en het genot van het eigen lichaam.

- Deelnemen aan teamsporten of groepsoefeningen kan kansen bieden op sociale connectie, steun en een gevoel van verbondenheid, wat allemaal een goed effect kan hebben op iemands zelfrespect.

5. Cognitieve voordelen

- **Verhoogde mentale scherpte en focus:** Regelmatige lichaamsbeweging is in verband gebracht met een verhoogde cognitieve functie, waaronder betere focus, aandacht en probleemoplossende vaardigheden.
- Geheugenverbetering: Oefening stimuleert de ontwikkeling van nieuwe hersencellen, wat het geheugen en leren verbetert.

Om de positieve effecten van lichaamsbeweging op de geestelijke gezondheid te maximaliseren:

- **Vind oefeningen die je leuk vindt om te doen:** je zult eerder geneigd zijn om door te gaan met een fitnessprogramma als je het leuk en interessant vindt.
- **Stel haalbare doelen:** om je succesvol te voelen en vooruitgang te boeken, stel je oefendoelen in die zowel haalbaar als realistisch zijn.
- Zet consistentie op de eerste plaats: zelfs als ze korter zijn, probeer dan regelmatig aan lichaamsbeweging te doen. Het verkrijgen van de voordelen van lichaamsbeweging voor de geestelijke gezondheid vereist consistentie.
- **combineer kracht- en aerobe oefeningen:** combineer voor maximale voordelen voor de geestelijke gezondheid aerobe

oefeningen zoals joggen of zwemmen met krachttrainingsactiviteiten zoals gewichtheffen of lichaamsgewichtoefeningen.

- Oefen mindfulness: om de verbinding tussen geest en lichaam te versterken en mentaal welzijn te bevorderen, neem je deel aan mindful activiteiten zoals yoga of tai chi.

Denk er altijd aan om op uw lichaam te letten, met uw snelheid te bewegen en medisch advies in te winnen als u onderliggende gezondheidsproblemen heeft. U kunt profiteren van de ongelooflijke voordelen van lichaamsbeweging en een gezonde verbinding tussen lichaam en geest bevorderen voor een gelukkiger en gezonder bestaan door lichaamsbeweging te gebruiken als katalysator voor mentaal welzijn.

Beheersing van stress, verbetering van de stemming en verbetering van de cognitieve functie

Het handhaven van een totaal welzijn vereist het beheersen van stress, het verbeteren van de stemming en het verbeteren van cognitieve vaardigheden. Het vinden van praktische methoden om onze geestelijke gezondheid te ondersteunen in de huidige hectische samenleving is essentieel. Gelukkig biedt lichaamsbeweging een krachtige remedie om met deze problemen om te gaan. Laten we eens kijken hoe sporten stress kan verminderen, de stemming kan verbeteren en de cognitieve functie kan verbeteren:

1. **Stress beheersen:**
- **Regulering van stresshormonen:** Lichaamsbeweging verlaagt de cortisolspiegel in het lichaam en

bevordert een evenwichtigere stressreactie door de synthese van stresshormonen zoals cortisol te reguleren .

- Lichaamsbeweging biedt een kanaal om spanning en opgekropte stress fysiek los te laten, waardoor ontspanning en een gevoel van sereniteit ontstaat.

- Lichamelijke oefening kan dienen als mentale afleiding van spanningen, waardoor u uw concentratie kunt veranderen en uw mentale energie kunt heroriënteren.

2. Toenemende stemming

- Lichaamsbeweging veroorzaakt het vrijkomen van endorfines, de natuurlijke stemmingsbevorderende stoffen van de hersenen. Dit kan helpen bij het verminderen van angst, wanhoop en stemmingswisselingen in het algemeen.

- Lichaamsbeweging verhoogt de beschikbaarheid en productie van serotonine en dopamine, twee neurotransmitters die verband houden met motivatie, plezier en geluk.
- Zelfeffectiviteit en zelfvertrouwen: Het bereiken van fitnessmijlpalen of persoonlijke ontwikkeling door middel van lichaamsbeweging kan de eigenwaarde, zelfeffectiviteit en algemene instelling vergroten.

3. Cognitieve processen verbeteren:

- **Verhoogde bloedtoevoer naar de hersenen:** Oefening stimuleert de bloedcirculatie, waardoor de hoeveelheid zuurstof en voedingsstoffen die de hersenen bereiken toeneemt, de cognitieve functie verbetert en de gezondheid van de hersenen wordt bevorderd.

- neuroplasticiteit te ondersteunen , het vermogen van de hersenen om nieuwe verbindingen te herschikken en te creëren. Geheugen, leren en mentale flexibiliteit profiteren hier allemaal van.

- **Focus en mentale helderheid:** Lichamelijke activiteit kan mentale helderheid bevorderen, de focus vergroten en de algemene cognitieve prestaties verbeteren.

Oefening opnemen in uw routine voor stressbeheersing, verbetering van de stemming en verbetering van de cognitieve functie:

- Ontdek activiteiten die je leuk vindt: om de motivatie en duurzaamheid te vergroten, kies je oefeningen die je echt leuk vindt.

- Stel haalbare doelen: Stel haalbare doelen in die in overeenstemming zijn met uw conditie en schema om groei en prestatie te voelen.
- Doe regelmatig aan aërobe activiteit Streef naar ten minste 150 minuten per week matige intensiteitsoefening of 75 minuten per week zware inspanning.
- Gebruik krachttraining Om de spierkracht en algemene conditie te verbeteren, moet u minstens twee keer per week krachttraining doen.
- Consistentie is belangrijk, dus doe je best om de hele week regelmatig te oefenen om na verloop van tijd de vruchten te plukken.
- Let op de signalen van uw lichaam en vermijd overmatige inspanning

door ernaar te luisteren. Voor de algehele gezondheid is het absoluut noodzakelijk om voldoende te slapen en te herstellen.

U kunt stress effectief beheersen, de stemming verbeteren en de cognitieve functie verbeteren door oefening aan uw routine toe te voegen. Accepteer het vermogen van fysieke activiteit om je mentale gezondheid te verbeteren en open de deur naar een beter, gelukkiger en evenwichtiger bestaan.

HOOFDSTUK 6

UW FITNESSROUTINE AANPASSEN: EEN TRAININGSPLAN ONTWERPEN DAT VOOR U WERKT

Uw fitnessdoelen beoordelen en een persoonlijk trainingsregime opstellen

Het geheim om uw fitnessdoelen te bereiken en een duurzaam fitnessregime vol te houden, is het maken van een activiteitenplan dat voor u werkt. Elke persoon is anders, qua smaak, behoeften en matc van fitheid. U kunt een trainingsregime samenstellen dat specifiek is afgestemd op uw behoeften en soepel in uw levensstijl kan worden geïntegreerd. Zo maakt u een trainingsschema dat aan uw behoeften voldoet:

1. Bepaal uw doelstellingen en fitnessniveau:

- Stel specifieke doelen: Bepaal de doelen die u heeft voor uw trainingsprogramma. Het verduidelijken van uw doelen zal uw trainingsstrategie helpen, of het nu gaat om gewichtsverlies, spiergroei, verbetering van de cardiovasculaire gezondheid of algemeen welzijn.

- Uw conditie beoordelen Om erachter te komen waar u staat, evalueert u uw huidige conditie. Denk aan zaken als uw kracht, balans, flexibiliteit en cardiovasculair uithoudingsvermogen. Uw selectie van oefeningen en het stellen van doelen zullen worden geholpen door deze evaluatie.

2. **Houd rekening met uw voorkeuren en interesses** :

- **Vind trainingsactiviteiten die u echt leuk vindt:** Kies oefeningen die u echt leuk vindt. Hardlopen, zwemmen, dansen, fietsen of deelnemen aan teamsporten zijn enkele voorbeelden. De kans is groter dat je erbij blijft en je motivatie behoudt als je van de activiteit geniet.

- **Diversiteit en flexibiliteit:** Om uw regime fris te houden en eentonigheid te voorkomen, moet u uw oefeningen door elkaar halen. Overweeg oefeningen die ook in veel omgevingen kunnen worden gedaan, zoals binnen- of buitenactiviteiten, op basis van uw smaak en de middelen die u tot uw beschikking heeft.

3. Stel duidelijke, realistische doelen:

- Stel SMART-doelen in, die worden gedefinieerd als specifiek, meetbaar, haalbaar, relevant en tijdgebonden. In plaats van een algemeen doel te stellen, zoals 'fit worden', kun je proberen ' binnen drie maanden een 5K-race te lopen' of ' tien push-ups te doen zonder te pauzeren'.

- **Geleidelijke vooruitgang:** naarmate uw conditie toeneemt, verhoogt u geleidelijk de intensiteit, duur of frequentie van uw trainingen door te beginnen met beter beheersbare doelen. Deze strategie verlaagt de kans op letsel terwijl uw lichaam zich kan aanpassen.

4. Plan uw trainingen:

- **Bepaal uw wekelijkse frequentie:** Kies het aantal dagen per week dat u kunt besteden aan trainen. Om uw lichaam te laten genezen, moet u een balans vinden tussen consistentie en rustdagen.
- **Time management:** Denk na over je dagplanning en kies de tijden die jou het beste uitkomen. Kies een tijd die u consequent kunt besteden aan uw trainingen, of het nu 's ochtends, tijdens de lunch of 's avonds is.
5. **Vraag advies aan een professional:**
- **Raadpleeg een fitnessprofessional:** als je niet weet waar je moet beginnen of hulp nodig hebt bij het maken van een activiteitenplan, overweeg dan om met een fitnessprofessional te praten, zoals een personal trainer of inspanningsfysioloog. Zij kunnen u

individueel advies geven, blijk geven van een goede vorm en u helpen bij het ontwikkelen van een efficiënte strategie op basis van uw doelstellingen en talenten.

6. **Let op je lichaam:**

- **Geef prioriteit aan ontspanning en herstel:** om overtraining te minimaliseren en de kans op blessures te verkleinen, moet u uzelf voldoende tijd geven om te ontspannen en te herstellen. Let op de signalen van je lichaam en pas zo nodig de hoeveelheid beweging of rustdagen aan.

- **Aanpassen zoals vereist:** wees flexibel met uw strategie en maak aanpassingen als dat nodig is. Uw trainingsregime moet mogelijk worden gewijzigd als gevolg van levensgebeurtenissen, blessures of verschuivende doelen. Wees flexibel en zoek zo nodig andere oefeningen of hobby's op.

Er moet een op maat gemaakt fitnessprogramma worden gemaakt voor succes en plezier op de lange termijn. Houd er rekening mee dat doorzettingsvermogen, toewijding en een positieve kijk essentieel zijn. U begint aan een fitnessreis die uniek voor u is door uw training af te stemmen op uw doelstellingen, interesses en vaardigheden, waardoor u een duurzame en lonende ervaring krijgt.

Tips om gemotiveerd te blijven en veelvoorkomende belemmeringen om te sporten te overwinnen
Het kan moeilijk zijn om je enthousiasme vast te houden en de typische obstakels te

overwinnen om te oefenen, maar met de juiste technieken kun je slagen. Hier zijn enkele tips om u te helpen gemotiveerd te blijven en voorbij de typische trainingsblokkades te komen:

1. **Stel redelijke doelstellingen vast:** stel SMART-fitnessdoelstellingen (specifiek, meetbaar, acceptabel, relevant en tijdgebonden) vast die zowel redelijk als uitvoerbaar zijn. Om uw doelen beter beheersbaar en meetbaar te maken, verdeelt u ze in kleinere mijlpalen.

2. Ontdek uw waarom Ontdek waarom u wilt trainen. Door jezelf aan je motivaties te herinneren, kun je toegewijd en gefocust blijven, of het nu gaat om het bereiken van een bepaalde fitnessmijlpaal, het

verminderen van stress of het verbeteren van je gezondheid.

3. **Maak uw omgeving ondersteunend:** omring uzelf met positieve, inspirerende mensen die uw waarden delen. Word lid van online communities die gericht zijn op fitness, schrijf je in voor fitnesslessen of zoek een trainingspartner.

4. **Kies oefeningen en fysieke activiteiten die je echt leuk vindt:** Vind leuke activiteiten om aan deel te nemen. Je zult eerder gemotiveerd blijven en uitkijken naar je trainingen als je plezier hebt tijdens het sporten.

5. Verander uw routine: voeg diversiteit toe aan uw trainingen om verveling te voorkomen. Om dingen fris te houden en eentonigheid te

voorkomen, kunt u verschillende trainingsmethoden uitproberen, uw schema wijzigen of nieuwe buitenactiviteiten ontdekken.

6. **Plan uw trainingen:** plan uw trainingen in uw agenda zoals u andere belangrijke afspraken zou doen. Stel een schema op en probeer je er zoveel mogelijk aan te houden, want consistentie is belangrijk.

7. **Stel beloningen in:** geef jezelf een traktatie voor het behalen van mijlpalen of het afronden van moeilijke trainingen. Geef uzelf een massage, investeer in nieuwe fitnessapparatuur of beloon uzelf met een voedzame traktatie die uw fitnessdoelstellingen ondersteunt.

8. Houd een logboek bij van uw trainingen, metingen en prestaties om uw voortgang bij te houden. Het

kan behoorlijk motiverend zijn om uw voortgang gedocumenteerd te zien op papier of via fitnessmonitoring-applicaties, die kunnen dienen als een constante herinnering aan uw succes.

9. **Tijdbeperkingen overwinnen:** Als tijd een probleem is, deel je trainingen dan op in beter beheersbare, kortere sessies. Neem fysieke activiteit op in je routine door bijvoorbeeld te wandelen tijdens je lunchpauze of de trap te verkiezen boven de lift.

10. **Wees veerkrachtig en adaptief:** Omdat het leven onvoorspelbaar is, kunnen er momenten zijn waarop uw geplande trainingen worden onderbroken. Voorkom opgeven door flexibel en flexibel te zijn. Zoek andere

methoden om actief te zijn, zoals het oefenen van lichaamsgewichtoefeningen wanneer u de sportschool niet kunt halen of bekijk trainingsvideo's thuis.

11. **Maak van zelfzorg een prioriteit:** geef rust en herstel een prioriteit om voor lichaam en geest te zorgen. Om burn-out en blessures te voorkomen, moet u uzelf voldoende rust, gezond voedsel en vrije tijd gunnen.

12. Zoek een verantwoordingsmaatje of meld u aan bij een fitnessgroep die u verantwoordelijk houdt voor uw trainingsschema. Het hebben van een partner met wie u uw ontwikkeling, moeilijkheden en prestaties kunt bespreken, kan uw motivatie en steun vergroten.

Houd er rekening mee dat motivatie in de loop van de tijd kan veranderen, maar door deze ideeën in praktijk te brengen en toegewijd te zijn aan uw doelen, kunt u de typische obstakels overwinnen en een regelmatig trainingsschema aanhouden. Vier je successen, omarm de reis en blijf werken aan een gezondere en actievere manier van leven.

HOOFDSTUK 7

OEFENING VOOR HET LEVEN: LICHAAMSBEWEGING INTEGREREN IN UW DAGELIJKSE ROUTINE

Een actieve levensstijl omarmen die verder gaat dan gestructureerde trainingssessies

Regelmatige lichaamsbeweging is een levenslange inzet voor uw gezondheid en welzijn, niet slechts een kortetermijnproject of rage. U kunt genieten van de verschillende voordelen van lichaamsbeweging en er een essentieel onderdeel van uw leven van maken door het in uw dagelijkse routine op te nemen.

1. **Begin klein:** het is belangrijk om klein te beginnen en geleidelijk uw activiteitenniveau te verhogen als u net begint met sporten of al een tijdje niet actief bent geweest. Begin met het toevoegen van korte periodes van lichaamsbeweging aan uw dag, zoals snel wandelen tijdens uw lunchpauze of de trap kiezen in plaats van de lift. Deze bescheiden acties kunnen de basis leggen voor een actievere manier van leven.

2. **Vind activiteiten die u leuk vindt:** Het geheim van het ontwikkelen van fitness als een levenslange gewoonte is om deel te nemen aan fysieke activiteiten die u leuk vindt. Probeer verschillende activiteiten uit, zoals dansen, wandelen, zwemmen of fietsen, om te zien waar je blij en voldaan van wordt. Oefening wordt

minder een hele klus en meer een bevredigende ervaring als je waardeert wat je doet.

3. **Maak er een dagelijkse gewoonte van:** als het op lichaamsbeweging aankomt, is consistentie de sleutel . Probeer, ook al duurt het maar even, een of andere vorm van fysieke activiteit in je dagelijkse routine op te nemen. Net zoals u zou doen voor andere belangrijke taken in uw dag, plant u een specifiek tijdstip voor lichaamsbeweging. Door er een gewoonte van te maken, wordt het eenvoudiger om op het goede spoor te blijven en uw gezondheid een topprioriteit te geven.

4. **Wees je bewust van sedentair gedrag:** gezien de prevalentie van sedentair gedrag tegenwoordig, is het belangrijk om bij te houden hoeveel

tijd je zit of inactief bent. Zoek naar mogelijkheden om je uit te rekken, maak een korte wandeling of doe enkele eenvoudige oefeningen om langdurig zitten te doorbreken. Denk aan het gebruik van sta-werkplekken, actieve pauzes of het opnemen van fysieke activiteit in uw vrijetijdsbesteding.

5. Erken dat uw trainingsprogramma mogelijk moet worden gewijzigd om tegemoet te komen aan veranderende levensfasen, professionele verplichtingen en persoonlijke situaties. Wees flexibel en bedenk inventieve methoden om actief te blijven, zelfs als het druk is. Als je weinig tijd hebt, overweeg dan een combinatie van intervaltraining met hoge intensiteit (HIIT) of snelle, intense oefeningen die de meeste

resultaten opleveren in de kortst mogelijke tijd.

6. **Stel haalbare doelen vast:** Stel doelen die in overeenstemming zijn met uw vaardigheden en topprioriteiten. Het stellen van doelen biedt je iets om voor te werken en houdt je gemotiveerd, of het nu gaat om het afronden van een hardloopsessie van 5 km, het worden van een expert in een bepaalde yogahouding of het vergroten van je kracht. Om uw voortgang bij te houden en prestaties onderweg te herkennen, verdeelt u grotere doelen in meer beheersbare mijlpalen.

7. **Zoek diversiteit:** door diversiteit aan je trainingen toe te voegen, kun je voorkomen dat je een fitnessplateau bereikt. Om dingen interessant te houden, probeer

verschillende dingen, varieer uw trainingen of schrijf u in voor groepsprogramma's. Afwisseling zorgt er niet alleen voor dat je je niet verveelt, maar het duwt je lichaam ook in verschillende richtingen, waardoor je algehele conditie verbetert.

8. **Let op uw lichaam:** let op de signalen van uw lichaam en pas uw trainingsplan indien nodig aan. Lichamelijke activiteit is essentieel, maar dat geldt ook voor rust en herstel. Om blessures en burn-out te voorkomen, moet u uzelf de tijd geven om te herstellen, vooral na zware trainingen.

9. Vind inspiratie en motiverende bronnen die je aanspreken om gemotiveerd te blijven. Dit kan het vinden van een groep zijn die je

aanmoedigt, je voortgang bijhouden of jezelf belonen wanneer je bepaalde doelen bereikt. Omring jezelf met mensen die je zullen steunen en motiveren terwijl je een gezonde levensstijl nastreeft.

10. **Accepteer de voordelen:** naast het verbeteren van uw lichamelijke gezondheid, heeft regelmatige lichaamsbeweging nog vele andere voordelen. Het verbetert de stemming, verlaagt stress, verbetert de cognitieve functie, verhoogt de energie en bevordert een betere slaap. Accepteer en waardeer deze voordelen als een regelmatige herinnering aan de gunstige effecten die lichaamsbeweging heeft op uw algehele gezondheid.

U kunt investeren in uw huidige gezondheid en de voorwaarden scheppen voor een gezonde toekomst door lichaamsbeweging op te nemen in uw dagelijkse routine. Maak van lichaamsbeweging een prioriteit in uw leven en pluk de blijvende voordelen.

Beweging opnemen in dagelijkse activiteiten voor gezondheidsvoordelen op de lange termijn

Een geweldige strategie om de gezondheid op de lange termijn te verbeteren, is om beweging op te nemen in dagelijkse taken. Je kunt fysieke activiteit opnemen in je dagelijkse routine om het leuker en duurzamer te maken. Uw algemene gezondheid, energieniveaus en welzijn kunnen allemaal worden verbeterd door beweging op te nemen in dagelijkse activiteiten. Hier zijn enkele nuttige tips om beweging op te nemen in dagelijkse activiteiten:

Overweeg om wandelen of fietsen te gebruiken als vervoermiddel voor het afleggen van kleine afstanden in plaats van alleen de auto of het openbaar vervoer te gebruiken. Deze milieuvriendelijke, kosteneffectieve en fysiek actieve transportmiddelen zijn een geweldige manier om je te verplaatsen als je boodschappen doet of naar je werk gaat.

Actieve pauzes nemen: Neem actieve pauzes om langdurig zitten te onderbreken. Stel elk uur een timer in als herinnering om op te staan en rond te lopen. Rek je uit, doe een kleine work-out of maak een korte wandeling door je huis of werkplek. Deze korte perioden van mobiliteit kunnen helpen om de energie te verhogen, de bloedsomloop te verbeteren en de schadelijke gevolgen van langdurig zitten tegen te gaan.

huishoudelijke taken opnemen : Profiteer van de kans om aan lichaamsbeweging te doen door huishoudelijke taken op te nemen. Bewegen terwijl je klusjes doet zoals stofzuigen, vegen, dweilen, tuinieren en schoonmaken kan je helpen calorieën te verbranden en spieren op te bouwen. Maak je klusjes leuk en boeiend door wat muziek aan te zetten.

Deelnemen aan actieve vrijetijdsbesteding: onderzoek actieve alternatieven voor sedentaire vrijetijdsbesteding. Wandelen, zwemmen, dansen, sporten of deelnemen aan buitenactiviteiten zoals kamperen of tuinieren. Naast het stimuleren van fysieke fitheid, bieden deze hobby's ook mentale en emotionele vernieuwing.

De trap kiezen: Neem waar mogelijk de trap in plaats van een roltrap of een lift. Een geweldige manier om je beenspieren te gebruiken, de cardiovasculaire gezondheid te verbeteren en calorieën te verbranden, is trappen lopen. Uw hoeveelheid dagelijkse lichaamsbeweging kan aanzienlijk veranderen met één simpele wijziging.

Inclusief beweging tijdens het tv kijken of het gebruik van elektronica: als u merkt dat u veel tijd besteedt aan tv kijken of elektronische apparaten gebruikt, maak er dan een gewoonte van om beweging op te nemen als u zittend bent. Doe trainingen zoals push-ups, lunges of squats tijdens de reclameblokken . Bekijk uw favoriete televisieprogramma's of films terwijl u een loopband of fitnessfiets gebruikt. U kunt dit doen om entertainment te combineren met lichaamsbeweging.

Overweeg actieve sociale keuzes te integreren in plaats van alleen vrienden of familie te ontmoeten voor eten of drinken. Organiseer een gezellig sportevenement, ga samen op trektocht of ga fietsen. Naast het genieten van quality time ga je sporten en tijd doorbrengen met je dierbaren .

Beweging een prioriteit maken: verander uw perspectief om beweging een prioriteit te maken in uw dagelijkse activiteiten. Zoek naar mogelijkheden om actief te zijn, zoals een actieve hobby of vrijetijdsbesteding kiezen, de lange weg naar uw bestemming nemen, verder van de deur parkeren, enz. U zult onvermijdelijk meer fysieke activiteit in uw routine opnemen als u prioriteit geeft aan beweging.

Voor gezondheidsvoordelen op de lange termijn is het effectief om beweging op te nemen in dagelijkse activiteiten. Houd er rekening mee dat zelfs de kleinste aanpassingen kunnen leiden tot een actievere en gezondere levensstijl. Begin dus vandaag nog met het opnemen van beweging in uw dagelijkse routines en geniet van de voordelen die het heeft voor uw algemeen welzijn.

HOOFDSTUK 8

UITDAGINGEN OVERWINNEN: STRATEGIEËN VOOR HET HANDHAVEN VAN CONSISTENTIE EN HET OVERWINNEN VAN PLATEAUS

Obstakels overwinnen en toegewijd blijven aan je trainingsreis

Als het gaat om het volhouden van een trainingsroutine en het genieten van de voordelen op lange termijn, is consistentie essentieel. Aan de andere kant zijn obstakels en plateaus gebruikelijk op de reis. Het goede nieuws is dat je tactieken kunt gebruiken om deze uitdagingen te omzeilen en op koers te blijven. Hieronder volgen enkele verstandige methoden om consistentie te behouden en over plateaus heen te komen tijdens uw fitnessreis:

1. **Stel haalbare doelen** Stel eerst doelen die zowel haalbaar als redelijk zijn. Je zult daardoor meer gemotiveerd en lasergericht zijn. Verdeel uw ambitieuzere doelstellingen in meer beheersbare fasen. Vier onderweg je prestaties om jezelf geïnspireerd te houden om door te gaan.

2. **Vind uw motivatie:** Bepaal wat u aanspoort om te trainen. Het kan uw gezondheid verbeteren, uw energie verhogen, uw stressniveau verlagen of een bepaald fitnessdoel bereiken. Als je met obstakels of een gebrek

aan motivatie wordt geconfronteerd, blijf jezelf dan aan je motivatie herinneren.

3. **Maak een tijdschema:** Maak een tijdschema dat voor u werkt door uw trainingen van tevoren in te plannen. Beschouw deze ontmoetingen met jezelf als niet-onderhandelbare afspraken. Zoek een tijdstip van de dag dat past bij uw schema en past bij uw energieniveau. Oefening moet een topprioriteit zijn in uw schema, aangezien consistentie wordt ontwikkeld via regelmaat.

4. **Wijzig uw programma:** wanneer uw lichaam went aan een trainingsprogramma, kunnen plateaus optreden. Om dit te overwinnen, wisselt u uw routines af door nieuwe oefeningen, trainingstechnieken of

fitnessprogramma's toe te voegen. Dit houdt je trainingen interessant en daagt je lichaam op verschillende manieren uit, waardoor stagnatie wordt voorkomen.

5. **Zoek professionele begeleiding:** Denk na over het inhuren van een fitnessinstructeur of personal trainer die richting en ervaring kan bieden. Ze kunnen een specifiek trainingsplan voor u maken op basis van uw doelstellingen, de juiste vorm en techniek verifiëren en u helpen bij het overwinnen van plateaus door nieuwe oefeningen of trainingsmethoden te introduceren.

6. **Houd uw voortgang bij:** houd uw oefeningen, vorderingen en successen bij. Het observeren van uw vooruitgang en de vooruitgang die u heeft geboekt, kan u inspireren.

Gebruik een fitnessnotitieboekje, smartphone- app of draagbare fitnesstracker om uw trainingsniveau bij te houden, doelen te stellen en uw ontwikkeling in de loop van de tijd te volgen.

7. **Zoek een partner voor verantwoordelijkheid:** Als u iemand heeft die u verantwoordelijk houdt, wordt uw consistentie enorm verbeterd. Zoek een trainingspartner of meld je aan voor een klas of club waar je anderen kunt ontmoeten die dezelfde interesses en ambities hebben. Door elkaar te steunen en te stimuleren kan de samenhang sterk worden verbeterd.

8. **Wees aardig voor jezelf en blijf positief:** Oefen tijdens je fitnessreis vriendelijkheid voor jezelf en blijf flexibel. Erken dat je mislukkingen

of dagen kunt ervaren waarop je een gebrek aan motivatie hebt. Accepteer deze omstandigheden als kansen voor ontwikkeling en aanpassingsvermogen. Wijzig indien nodig uw routines of probeer een andere strategie, maar vergeet nooit om door te gaan.

9. **Stel herstel eerst in:** Plateaus kunnen af en toe een indicatie zijn dat uw lichaam voldoende tijd nodig heeft om te ontspannen en te herstellen. Zorg ervoor dat u rustdagen in uw schema plant en doe aan zelfzorgactiviteiten zoals schuimrollen, stretchen en voldoende slaap krijgen. Door goed voor je lichaam te zorgen, herstel je zo snel mogelijk en voorkom je een burn-out.

10.   **Vier uw successen:** herken en vier uw successen gaandeweg. Neem de tijd om te vieren en uzelf te trakteren wanneer u een fitnessmijlpaal bereikt, een moeilijke situatie overwint of verbeteringen in uw kracht of uithoudingsvermogen ziet. Dankzij deze bemoedigende feedback blijf je energiek en enthousiast om je reis voort te zetten.

Houd er rekening mee dat het volhouden van consistentie en het overwinnen van plateaus tolerantie voor falen, vasthoudendheid en flexibiliteit vereist. Je kunt obstakels overwinnen, plateaus doorbreken en voortdurende vooruitgang ervaren in je zoektocht om een gezondere, fittere versie van jezelf te worden door deze technieken in de praktijk te brengen en toegewijd te blijven aan je fitnessdoelen.

Oplossen van veelvoorkomende uitdagingen en het doorbreken van fitnessplateaus

Het is gebruikelijk om obstakels tegen te komen en fitnessplateaus te bereiken wanneer je probeert een regelmatig trainingsschema bij te houden. Deze obstakels kunnen je vastberadenheid om vast te houden aan je doelen op de proef stellen. Om verder te gaan in uw fitnessreis, kunt u typische obstakels overwinnen en plateaus doorbreken door proactief en probleemoplossend te zijn in uw aanpak. Hieronder volgen enkele tips om u te helpen bij het overwinnen van uitdagingen en het overwinnen van plateaus:

1. **Overweeg uw routine:** Overweeg uw huidige fitnessregime van een afstand. Voel je je eentonig of verveeld? Span jij je voldoende in? Voeg je een scala aan trainingen toe? Onderzoek je routine en noteer eventuele verbeterpunten of toevoegingen om dingen interessant en uitdagend te houden.

2. **Bepaal precieze doelen:** Het stellen van precieze doelen kan u helpen gemotiveerd en gefocust te blijven. In plaats van alleen maar te proberen 'in vorm te komen', kun je specifieke plannen maken, zoals het afwerken van een 5K, een bepaald gewicht optillen of een nieuwe yogahouding aanleren. Om uw voortgang bij te houden en gemotiveerd te blijven, verdeelt u uw grotere doelen in beter beheersbare, kleinere mijlpalen.

3. **Varieer uw trainingen:** Het vermijden van plateaus vereist afwisseling in uw trainingen. Voeg een verscheidenheid aan oefeningen toe, waaronder intervaltraining, krachttraining, flexibiliteitstraining en cardiovasculaire activiteiten. Probeer nieuwe trainingslessen uit, ontdek buitenactiviteiten of speel met verschillende oefentools. Door uw regime te veranderen, pusht u uw lichaam, activeert u uw geest en gebruikt u verschillende spiergroepen.

4. **Verhoog de intensiteit:** wanneer uw lichaam gewend raakt aan uw huidige trainingsintensiteit, kunnen er plateaus ontstaan. Door uw trainingsintensiteit geleidelijk te verhogen, kunt u slagen. Verhoogde gewichten, meer herhalingen of sets,

langere trainingssessies of het gebruik van intervaltraining kunnen allemaal worden gebruikt om dit te bereiken. Zich buiten je comfortzone uitstrekken, moedigt voortdurende ontwikkeling aan.

5. Stel herstel en rust in als topprioriteit. Burn-out kan worden voorkomen en plateaus kunnen worden overwonnen door voldoende rust en herstel te krijgen. Zorg ervoor dat uw lichaam voldoende rust heeft tussen de trainingen door. Neem rustdagen op, doe aan actieve herstelstrategieën zoals schuimrollen en stretchen, en leg de nadruk op voldoende slaap. Het verzorgen van uw lichaam bevordert maximale spiergroei en -herstel.

6. Houd een logboek bij van uw trainingen, metingen en prestaties

om uw voortgang bij te houden. U kunt zien hoe ver u bent gekomen en verantwoordelijk blijven door uw voortgang bij te houden. Gebruik een draagbare gadget, een trainingsdagboek of een fitness-app om uw activiteiten bij te houden, uw vooruitgang bij te houden en mogelijke probleemgebieden te lokaliseren.

7. **Zoek professioneel advies:** Als u moeite heeft met het doorbreken van plateaus of met bepaalde problemen te maken heeft, wilt u misschien een fitnessexpert spreken, zoals een personal trainer of inspanningsfysioloog. Ze kunnen uw huidige routine evalueren, deskundig advies geven en een programma op maat maken om u te helpen bij het

overwinnen van obstakels en het bereiken van uw doelstellingen.

8. Creëer een systeem van beloningen voor jezelf om gemotiveerd te blijven en je prestaties te erkennen. Nadat je een fitnessdoel hebt bereikt of een moeilijke training hebt voltooid, beloon jezelf dan met iets dat je leuk vindt. Het kan een ontspannende massage zijn, een stijlvolle nieuwe fitnesskleding of een leuke activiteit waar je naar uitkijkt. Beloningen dienen als motiverende bekrachtiging en bieden positieve bekrachtiging.

9. **Zoek een verantwoordelijkheidspartner:** samenwerken met iemand met vergelijkbare fitnessambities kan helpen bij verantwoordelijkheid en gedrevenheid. Zoek een

trainingspartner of meld je aan bij een fitnessclub, zodat je elkaar kunt motiveren en ondersteunen. Het delen van je worstelingen, triomfen en vorderingen met iemand anders kan de reis aangenamer maken en je helpen toegewijd te blijven.

10. **Houd uw goede houding en wees geduldig:** het overwinnen van obstakels en plateaus vereist doorzettingsvermogen en een goede kijk. Houd er rekening mee dat groei tijd kost en dat er obstakels op de weg kunnen zijn. Houd de focus op je doelen, erken kleine successen en doe aan oefeningen voor zelfcompassie. Heb vertrouwen in je vermogen om uitdagingen te overwinnen, en onthoud dat doorzettingsvermogen en consistentie zeker zullen lonen.

HOOFDSTUK 9

DE KRACHT VAN GEMEENSCHAP: ONDERSTEUNING EN VERANTWOORDING VINDEN

De voordelen van sporten met anderen en lid worden van fitnessgemeenschappen

Een fitnessreis beginnen kan een levensveranderende gebeurtenis zijn, maar je hoeft het niet alleen te doen. In termen van gezondheid en fitheid is de kracht van gemeenschap onvergelijkbaar. Het vinden van verantwoordelijkheid en steun van mensen die uw doelen delen, kan uw motivatie, toewijding en algehele prestaties aanzienlijk verbeteren. Hier zijn enkele redenen waarom het omarmen van de kracht van de gemeenschap essentieel is voor uw fitnessreis, of dit nu is door lid te worden van een fitnessgroep, deel te nemen aan groepscursussen of op zoek te gaan naar online gemeenschappen:

1. **Inspiratie en motivatie:** Deel uitmaken van een gemeenschap stelt je bloot aan mensen die dezelfde doelen en doelen hebben. Het observeren van anderen die aan hun fitnessdoelen werken, kan u motiveren en inspireren om door te gaan op uw pad. Verhalen over succes, verandering en vasthoudendheid die u zult horen, zullen u inspireren om vooruit te blijven gaan.

2. **Verantwoording en toewijding:** Je hebt meer kans om een gevoel van verantwoordelijkheid te hebben om te komen opdagen en je uiterste best te doen als je lid bent van een gemeenschap. U bent misschien meer gemotiveerd om vast te houden aan en u te wijden aan uw trainingsregime als u zich ervan bewust bent dat anderen van u afhankelijk zijn en u ondersteunen. Het delen van uw prestaties en doelstellingen met anderen maakt u ook meer verantwoordelijk voor het bereiken van uw eigen doelen.

3. **Deskundig advies en ondersteuning:** Binnen een fitnessgroep zijn mensen te vinden met verschillende niveaus van ervaring en competentie. U kunt profiteren van de belangrijke

inzichten, adviezen en hulp die worden geboden door deze rijke hoeveelheid kennis terwijl u verder gaat op uw fitnesspad. De gecombineerde kennis van de community kan je helpen sneller vooruitgang te boeken, of je nu op zoek bent naar begeleiding voor een goede conditie, efficiënte trainingsmethoden wilt ontdekken of voedingsaanbevelingen wilt krijgen.

4. Samen kunnen we obstakels overwinnen. Elk fitnesspad komt met een aantal obstakels en mislukkingen. Als je deel uitmaakt van een gemeenschap, heb je mensen tot wie je je kunt wenden voor ondersteuning als het moeilijk gaat. U kunt advies, steun en mededogen vragen aan uw gemeenschap wanneer u voor uitdagingen staat.

Het delen van uw uitdagingen en overwinningen met degenen die hetzelfde pad hebben afgelegd als u, kan troost en hulp bieden bij het oplossen van problemen.

5. **Plezier en kameraadschap:** sporten hoeft geen eenzame bezigheid te zijn. Deel uitmaken van een gemeenschap geeft je trainingsprogramma een sociale component. U kunt communiceren met mensen die hobby's, interesses en doelstellingen hebben. Deelnemen aan groepsoefeningen, workshops of andere activiteiten bevordert kameraadschap en biedt een vriendelijke sfeer waarin u zich kunt amuseren terwijl u aan uw fitnessdoelen werkt.

6. **Nieuwe mogelijkheden en avonturen:** je zult waarschijnlijk

nieuwe fitnessmogelijkheden en avonturen vinden binnen een gemeenschap waar je in je eentje misschien niet aan had gedacht. De community kan je kennis laten maken met spannende activiteiten die diversiteit en opwinding aan je fitnessreis toevoegen, of het nu gaat om deelname aan een liefdadigheidsloop, het uitproberen van een nieuwe sport of het aanmelden voor een fitnessuitdaging.

7. **Mijlpalen en vooruitgang vieren:** de gemeenschap dient als een plek waar u uw prestaties kunt erkennen, zowel belangrijke als onbeduidende. Het kan enorm bevredigend zijn om uw prestaties te delen met mensen die de waarde van uw mijlpalen, records of voortgangsbeelden waarderen. Je gevoel van

eigenwaarde wordt verder versterkt door de steun en aanmoediging van de gemeenschap, wat je inspireert om nog meer te doen.

8. **Langdurige vriendschappen:** de verbindingen binnen de fitnessgemeenschap gaan vaak verder dan de online gemeenschap of de club. Door contact te maken met mensen die jouw enthousiasme voor gezondheid en fitness delen, kun je oprechte vriendschappen aangaan. Naast het creëren van een netwerk van mensen die elkaar kunnen blijven helpen groeien op alle gebieden van het leven, geven deze vriendschappen mensen een gevoel van gemeenschap.

U hoeft het niet alleen te doen als het gaat om het bereiken van uw fitnessdoelen.

Accepteer de kracht van de gemeenschap en omring jezelf met mensen die je inspireren, uitdagen en verheffen. Samen baan je de weg naar een versie van jezelf die sterker, gezonder en levendiger is. Word lid van een groep, communiceer met anderen en ontdek de transformerende kracht van vinden

De kracht van sociale steun benutten voor succes op de lange termijn

Om op lange termijn succes te behalen met je fitness-zoektocht, moet je de kracht van sociale steun benutten. Je bouwt een sterke basis voor voortdurende ontwikkeling wanneer je jezelf omringt met een ondersteunend netwerk van vrienden, familie of gelijkgestemde mensen die jouw toewijding aan gezondheid en welzijn delen. Hier zijn enkele manieren waarop het gebruik van sociale steun u op de lange termijn kan helpen slagen:

1. **Aanmoediging en verantwoordelijkheid:** Sociale steun biedt de motivatie en verantwoordelijkheid die nodig zijn om uw fitnessdoelen te behouden. Als je iemand hebt die je aanmoedigt, je successen erkent en je inzet bevestigt, blijf je toegewijd en verantwoordelijk. Als je een trainingspartner hebt, een vriend die je aanmoedigt, of een online groep, zal hun steun en aanmoediging je consistentie en therapietrouw aanzienlijk verbeteren.

2. **Gedeelde doelstellingen en vergelijkbare attitudes:** jezelf omringen met anderen die

vergelijkbare doelstellingen en attitudes hebben, bevordert een krachtige sfeer voor groei. Door in contact te komen met anderen die uw doelen voor fitness en gezondheid delen, kunt u ideeën uitwisselen, wederzijds voordelige technieken ontwikkelen en inzicht krijgen in elkaars ervaringen. Dit gemeenschappelijke doel bevordert een gemeenschapsgevoel en gedeelde kennis die uw toewijding verstevigt en helpt bij het overwinnen van hindernissen.

3. Sociale ondersteuningsnetwerken geven gebruikers toegang tot een veelheid aan informatie en hulpmiddelen. Mensen in uw ondersteuningsnetwerk hebben mogelijk inzichtelijke meningen, diepgaande kennis of nuttige

suggesties over trainingsregimes , dieetplannen of herstelbenaderingen. U kunt uw begrip vergroten en uzelf uitrusten met hulpmiddelen om het meeste uit uw fitnessreis te halen door informatie uit te wisselen en te leren van de ervaringen van anderen.

4. **Motivatie en emotionele steun:** Het starten van een fitnessreis kan soms moeilijk zijn, dus een ondersteunend netwerk is essentieel. De emotionele steun van uw netwerk kan u opbeuren, uw zelfvertrouwen vergroten en dienen als een herinnering aan uw vooruitgang wanneer u wordt geconfronteerd met tegenslagen, plateaus of momenten van onzekerheid. Hun inspiratie en motivatie worden een drijfveer die helpt bij je doorzettingsvermogen in uitdagende tijden.

5. **Obstakels overwinnen en veerkracht ontwikkelen:** Sociale steun kan u helpen om obstakels te overwinnen die uw vooruitgang in de weg zouden kunnen staan. Anderen hebben die uw problemen begrijpen en zich ermee inleven, kan waardevolle inzichten en oplossingen bieden voor het overwinnen van hindernissen, of ze nu worden veroorzaakt door een gebrek aan tijd, twijfel aan uzelf of moeilijkheden van buitenaf. Je bouwt veerkracht op, verwerft probleemoplossende technieken en wordt beter voorbereid om obstakels in de toekomst het hoofd te bieden door gedeelde ervaringen en ondersteuning.

6. **Gezonde competitie en inspiratie:** in een groep van bemoedigende

vrienden kan een gezonde competitie ontstaan, die je inspireert om meer moeite te doen. Het observeren van anderen die succes boeken of vorderingen maken, kan u energie geven en inspireren om uw inspanningen te verbeteren. Vriendschappelijke competitie kan groei stimuleren omdat het je motiveert om hogere verwachtingen te stellen, je grenzen te verleggen en constant vooruitgang te zoeken.

7. Een laag van geluk en plezier wordt toegevoegd aan uw reis wanneer u uw prestaties deelt en mijlpalen viert met uw ondersteuningsnetwerk. Anderen je prestaties laten erkennen en toejuichen, versterkt je gevoel van voldoening en vergroot je zelfvertrouwen, of het nu gaat om het volbrengen van een moeilijke

race of het aanleren van een nieuwe atletische vaardigheid.

8. Sociale ondersteuningsnetwerken die zijn ontwikkeld rond fysieke fitheid en algeheel welzijn, resulteren vaak in levenslange banden en bevredigende partnerschappen. Mensen komen dichter bij elkaar vanwege hun gemeenschappelijke interesses, ervaringen en ambities. Deze verbindingen gaan verder dan fitness en kunnen je leven op verschillende manieren verbeteren door je een gemeenschapsgevoel, kameraadschap en een ondersteuningssysteem van gelijkgestemde mensen te geven.

Een revolutionaire stap op weg naar succes op de lange termijn op uw fitness-zoektocht is het benutten van de kracht van sociale steun. Je motivatie, kennis en algemeen plezier in het proces kunnen enorm worden verbeterd door jezelf te omringen met een ondersteunend netwerk van mensen die je aanmoedigen, inspireren en verantwoordelijk houden. Door betekenisvolle relaties aan te gaan en de kracht van sociale steun te omarmen, kun je een gezonder, gelukkiger en bevredigender leven leiden.

CONCLUSIE

Omarm de kracht van regelmatige lichaamsbeweging

Regelmatig sporten is een krachtig instrument dat uw leven op verschillende manieren aanzienlijk kan verbeteren. U kunt op verschillende manieren profiteren - fysiek, mentaal en emotioneel - door de kracht van lichaamsbeweging te omarmen. Oefening heeft verbazingwekkende mogelijkheden voor alles, van het verbeteren van de stemming en cognitieve functie tot het opbouwen van spieren en het verbeteren van de cardiovasculaire gezondheid.

We hebben gekeken naar de wetenschap achter lichaamsbeweging, de vele fysieke en emotionele voordelen die het met zich meebrengt, en tips gegeven om het tijdens deze reis in je dagelijkse routine op te nemen. Doelen stellen, uitdagingen overwinnen en onderweg hulp krijgen, het komt allemaal aan bod.

Onderneem meteen actie en maak van fitness een topprioriteit in je leven. Begin met het evalueren van uw fitnessdoelen en het maken van een aangepast trainingsschema dat past bij uw eisen en interesses. Door activiteiten te ontdekken die je leuk vindt, gebruik te maken van sociale steun en je prestaties te vieren, blijf je gemotiveerd. Gebruik een groeimentaliteit en geduld om obstakels en plateaus te overwinnen.

Houd er rekening mee dat regelmatige lichaamsbeweging voordelen heeft buiten geplande trainingen. Neem een actieve levensstijl aan door beweging op te nemen in uw dagelijkse routine en te zoeken naar mogelijkheden om de hele dag door te bewegen. Wees je bewust van de eisen van je lichaam, zorg goed voor jezelf en let op alle aanwijzingen die het je geeft.

Weet dat je in staat bent om ongelooflijke dingen te doen terwijl je op reis gaat. Je investeert in jezelf bij elke stap die je zet naar een fittere, gezondere en evenwichtigere levensstijl. Accepteer de kracht van consistente lichaamsbeweging en laat het het beste in je naar boven halen.

Dus trek je schoenen aan, trek je gymspullen aan en begin je geweldige reis. Je kunt je leven veranderen. Doe er uw voordeel mee, omarm het en laat de kracht van consequente lichaamsbeweging u leiden naar een gezonder, gelukkiger zelf in de toekomst.

Nadenken over de transformerende kracht van lichaamsbeweging op de algehele gezondheid

Regelmatige lichaamsbeweging is niet alleen een taak om van een to-do-lijst af te strepen, want het wordt duidelijk als we kijken naar de transformerende impact van lichaamsbeweging op de algehele gezondheid. Het katalyseert transformatie en een startpunt voor een leven vol kracht , standvastigheid en welzijn.

We hebben tijdens onze reis de wetenschap van lichaamsbeweging onderzocht en geleerd hoe het zowel onze fysieke als mentale gezondheid verbetert. We hebben uit de eerste hand de verbazingwekkende voordelen gezien die het biedt, van het verbeteren van de cardiovasculaire conditie en spierdefinitie tot het verminderen van stress en het verbeteren van de cognitieve functie. We hebben keer op keer gezien hoe effectief lichaamsbeweging is om ons te helpen langer en gezonder te leven.

Maar lichaamsbeweging heeft meer betekenis dan alleen de lichamelijke voordelen. Het demonstreert de vasthoudendheid en kracht van de menselijke ziel. Het leert ons zelfbeheersing, vasthoudendheid en het vermogen om voorbij onze comfortzones te gaan. We worden gedwongen om buiten onze comfortzones te gaan en nieuwe niveaus van ons potentieel te ontsluiten.

Trainen heeft transformerende effecten die veel verder gaan dan de atletiekbaan of de sportschool. Elk element van ons leven wordt erdoor beïnvloed, inclusief onze relaties, ons werk en ons algemene zelfgevoel. Regelmatige lichaamsbeweging helpt ons een zelfzorgmentaliteit te ontwikkelen en maakt onze gezondheid tot een prioriteit. Naarmate we meer bewegen, raken we beter afgestemd op ons lichaam, letten we op hun behoeften en zorgen we voor ze.

Oefening is geen behandeling die voor iedereen werkt. Het is een persoonlijke reis die voor iedereen uniek is. We moeten de bezigheden identificeren die ons gelukkig maken, onze passie aanwakkeren en passen bij onze neigingen. Waar het om gaat, is dat we ons lichaam bewegen en hun intrinsieke verlangen naar beweging respecteren, of dat nu is door middel van een rigoureuze training, yoga, een uitstapje in het bos of een dansles.

Laten we het belang van balans niet over het hoofd zien als we kijken naar het transformerende potentieel van lichaamsbeweging. Het gaat er niet om te streven naar een ongrijpbare standaard van perfectie of onszelf tot het punt van vermoeidheid te dwingen. Het vinden van een gezond ritme dat ons lichaam en onze geest voedt, zal ons in staat stellen te bloeien in alle facetten van het leven.

Houd er in het licht hiervan rekening mee dat er meer voordelen zijn aan regelmatige lichaamsbeweging dan alleen de fysieke als u aan uw pad begint. Het gaat over interne verandering, het gevoel van empowerment en de aanstaande heropleving van kracht.

Accepteer de positieve effecten van lichaamsbeweging. Accepteer het plezier van beweging. Maak er een vast onderdeel van uw leven van om te zien welke verbazingwekkende effecten het heeft op uw algemene gezondheid en welzijn. Je verdient een leven vol kracht, energie en levendigheid. Alles begint met één actie, één oefening en toewijding aan jezelf.

Een levenslange toewijding aan fysieke activiteit omarmen voor een gezondere, gelukkigere jij

Uw toekomst zal worden bepaald door uw beslissing om een levenslange toewijding aan fysieke activiteit te omarmen, wat u zal helpen een gezondere, gelukkigere versie van uzelf te worden. Het is een langetermijninvestering in uw welzijn en levenskwaliteit, in plaats van u te concentreren op voorbijgaande trends of kortstondige ambities.

Regelmatige lichaamsbeweging tot een onderdeel van uw dagelijkse routine maken, zal uw gezondheid voor de rest van uw leven verbeteren. Regelmatige lichaamsbeweging is net zo goed voor uw geest en ziel als voor uw lichamelijke gezondheid. Het wordt een pijler van uw algemeen welzijn en geeft u de kracht, kracht en energie om te gedijen in alle facetten van het leven.

Wanneer u besluit om regelmatig aan lichaamsbeweging te doen, gaat u op zoek naar persoonlijke groei. Je overstijgt je verwachtingen terwijl je je verborgen kwaliteiten en capaciteiten vindt. Je krijgt zelfbeheersing, vasthoudendheid en een gevoel van voldoening dat fitness overstijgt.

Een levenslange toewijding aan fysieke activiteit bevordert ook een gezonde relatie met uw lichaam. Je leert aandacht te schenken aan zijn signalen, zijn grenzen te respecteren en aandacht te schenken aan wat hij nodig heeft. Deze schakel wordt een kompas waarmee u beslissingen kunt nemen die uw gezondheid en welzijn bevorderen.

Houd er rekening mee dat geen enkele strategie voor iedereen op deze reis werkt. Vind de dingen die je leuk vindt om te doen, of het nu gaat om yoga, wandelen, fietsen, zwemmen of welke andere activiteit dan ook. Accepteer variatie en stel jezelf in staat om met veel bewegingsstijlen te experimenteren om te ontdekken wat jou aanspreekt. Het vinden van activiteiten die u echt leuk vindt, is de sleutel tot het vergroten van uw motivatie en het integreren van lichaamsbeweging in uw dagelijkse bezigheden.

Het is van cruciaal belang om uw inzet om te oefenen met tolerantie en mededogen te benaderen. Erken dat ondanks de ups en downs tijdens de reis, elke vooruitgang een succes op zich is. Hoe klein je ontwikkeling ook is, erken het en onthoud dat consistentie de sleutel is. Herinner jezelf aan de voordelen op lange termijn en hoeveel beter je je altijd voelt na het bewegen van je lichaam, zelfs op dagen dat de motivatie laag is.

Wees je ten slotte bewust van de kracht van ondersteuning en gemeenschap. Doe je best om jezelf te omringen met mensen die jouw toewijding aan gezondheid en welzijn delen. Zoek een trainingspartner, schrijf je in voor een fitnessles of neem deel aan groepsactiviteiten. Je zult geïnspireerd en gemotiveerd worden door de steun, vriendschap en gedeelde ervaringen, die de reis bevredigender en aangenamer zullen maken.

Een levenslange verbintenis aangaan met lichaamsbeweging is een investering in je toekomstige zelf, niet alleen in het hier en nu. Je legt een sterke basis voor een leven vol kracht, vitaliteit en geluk door gezondheid hoog in het vaandel te dragen. Onderneem nu actie en laat uw toewijding aan lichaamsbeweging u helpen een gezondere, gelukkigere versie van uzelf te worden - iemand die floreert in lichaam, geest en ziel.